迷ったときの
かかりつけ医
&病院

広島
山口 | 西区・佐伯区・廿日市
大竹・岩国

かかりつけ医シリーズ 12

健康寿命を延ばすために

医療評価ガイド編集部 編著

南々社

医者が選んだかかりつけ医&病院⑫
広島・山口　西区・佐伯区・廿日市・大竹・岩国

患者目線の「良いかかりつけ医・病院」がわかる

　本書は、**編集部が総合病院や診療所など複数の医師を取材して、信頼できる医師を推薦してもらい、地域性**なども考慮して選んだ30の医療施設のかかりつけ医や病院を紹介しています。推薦基準は、**「医師本人や、その家族が病気になったときに診てもらいたい、患者のこころに寄り添う、かかりつけ医」**です。

　30の医療施設へのインタビューを通して、具体的な診療内容やポリシー（診療方針）、医師の略歴や横顔、各施設が精通する治療について、紹介しています。

　もちろん、本書に掲載した医師のほかにも、多くの優れたかかりつけ医や病院があります。
　本書は、あくまでも編集部の「一つの見方」にすぎません。
　健康寿命を延ばすために、**良い医師を見つける目を養い、「患者力」を高め、自分に合った信頼できるかかりつけ医や病院を選ぶ参考書として**、ご活用ください。

医療評価ガイド編集部

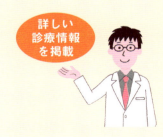

詳しい診療情報を掲載

目次	迷ったときの かかりつけ医＆病院⓬ 広島・山口｜西区・佐伯区・廿日市・大竹・岩国

解 説

広島西二次保健医療圏の中核病院
JA広島総合病院の役割と使命 ……………………… 10
JA広島総合病院
病院長 **石田 和史**

総合診療科とかかりつけ医の連携について …………… 15
JA広島総合病院 統括副院長／
廿日市休日夜間急患センター長／総合診療科 主任部長
溝岡 雅文

山口県東部医療圏の中核病院
岩国医療センターの役割とは ……………………… 18
独立行政法人 国立病院機構 岩国医療センター
院長 **田中屋 宏爾**

中核病院の総合内科の役割 ………………………… 23
独立行政法人 国立病院機構 岩国医療センター
総合内科／緩和ケアセンター病棟医長
白木 照夫

HMネット（ひろしま医療情報ネットワーク）とは ……… 26
一般社団法人 広島県医師会
常任理事 **藤川 光一**

頼れるかかりつけ医30施設

＊エリアごとの五十音順

広島 西区・佐伯区・廿日市・大竹

歯科 ……………………………………………………… **32**
医療法人 おおつぼ歯科クリニック（広島市西区）
大坪 宏 院長
"口腔内科医"を目標に、患者のあらゆる要望に応える

内科・外科 ……………………………………………… **34**
医療法人 川口クリニック（西区）
川口 康夫 院長
内科・外科問わず、総合的に診療。甲状腺疾患では専門治療

精神科・心療内科・神経内科・内科 …………………… **38**
医療法人社団更生会 こころホスピタル草津（西区）
佐藤 悟朗 院長
豊富な臨床経験とノウハウで、県内外の精神科医療に貢献

肛門外科・消化器内科・一般内科・外科 ……………… **40**
医療法人CPCよつば会 広島大腸肛門クリニック（西区）
中島 真太郎 院長
豊富な実績をもつ、大腸肛門疾患のスペシャリスト

目次

迷ったときの
かかりつけ医&病院⓬
広島・山口｜西区・佐伯区・廿日市・大竹・岩国

皮ふ科 ·· **42**
医療法人 かわい皮ふ科クリニック（広島市佐伯区）
河合 幹雄 院長
患者の利便性に配慮し、よくある疾患から腫瘍まで幅広く対応

一般歯科・口腔外科・小児歯科 ································ **44**
医療法人社団 麻佑会 くにし歯科医院（佐伯区）
國司 政則 院長
できるだけ抜かないやさしい治療。なんでも相談できる歯医者

内科・消化器内科・糖尿病内科・呼吸器内科 ··············· **46**
医療法人優和会 こどい内科クリニック（佐伯区）
小土井 淳則 院長
消化器系疾患のエキスパート。安心して受けられる内視鏡検査

一般歯科・小児歯科 ·· **48**
さくらい歯科クリニック（佐伯区）
櫻井 宏樹 院長
誠意ある対応で、お口の健康維持を全力サポート

画像診断・消化器内科・呼吸器内科 ························ **50**
医療法人社団 誠友会 セントラルクリニック（佐伯区）
藤川 光一 院長
がんの診断と、専門性にとらわれない診療で定評

一般内科・消化器内科・肝臓内科・訪問診療 など ·········· **52**
医療法人 たかいしクリニック（佐伯区）
髙石 英樹 院長
地域に寄り添う、信頼される「町医者」

内科 54

医療法人登静会 中村内科医院（佐伯区）

中村 真也 院長　中村 友里 医師

訪問診療や鍼灸院の併設、幅広い取り組みで地域医療を支える

精神科 56

医療法人ピーアイエー ナカムラ病院（佐伯区）

塚野 健 院長　中村 友美 理事長

専門チームのきめ細やかなケアで「幸齢社会」の実現へ

眼科 60

やまね眼科（佐伯区）

山根 健 院長

経験・実績の豊富な網膜治療のエキスパート

一般歯科・歯科口腔外科 64

医療法人 奥井歯科医院（廿日市市）

奥井 岳 院長　奥井 寛 医師

口腔外科治療から歯周病予防まで、健康な歯を長く残すために

内科・外科・血管外科 66

くろさきクリニック（廿日市市）

黒崎 達也 院長

地域に寄り添う医療と下肢静脈瘤の日帰り手術に定評

消化器内科・内視鏡内科 70

医療法人社団 仁愛内科医院（廿日市市）

今川 宏樹 院長

苦痛に配慮した内視鏡検査で、胃・大腸がんの早期発見に尽力

目次

迷ったときの
かかりつけ医&病院⓬
広島・山口｜西区・佐伯区・廿日市・大竹・岩国

腎臓内科・人工透析・リハビリテーション科 ……………… 72
医療法人社団清流会 双樹クリニック（廿日市市）
永井 巧雄 院長
透析医療と介護の両立を目指す

整形外科・リハビリ科・脳神経内科・内科・心療内科 ……… 76
医療法人ハンス 宮内総合クリニック（廿日市市）
内海 兆郎 院長　長井 敏弘 理事長
整形外科・リハビリ科・脳神経・内科・心療内科の総合診療体制

内科・呼吸器科・消化器科・アレルギー科 ……………… 80
医療法人 英眞会 坪井クリニック（大竹市）
坪井 和彦 院長
患者尊重の診療姿勢に、多方面から全幅の信頼

山口 岩国

内科・循環器内科・糖尿病内科（代謝内科） ……………… 84
医療法人 岩崎内科医院（岩国市南岩国町）
岩崎 淳 院長
心疾患治療の専門性と、細やかな生活習慣病治療に定評

内科・消化器内科 ………………………………………… 86
医療法人 岩見内科医院（元町）
大島 眞理 院長
総合診療医として、地域で幅広い診療を手がける

整形外科 88

医療法人社団 上田整形外科 (今津町)

上田 久司 院長

若年層のスポーツ障害から高齢者の慢性痛まで幅広くケア

眼科 90

医療法人社団 ごちょう眼科 (麻里布町)

後長 道伸 理事長・院長

視野疾患の治療にまい進、定期検査で早期発見を推奨

呼吸器科・内科・外科・放射線科 92

小林クリニック (山手町)

小林 元壯 院長

CT画像を高い精度で読影。切除可能な肺がんの発見に尽力

循環器内科・内科 94

医療法人 さくらぎ循環器・内科クリニック (麻里布町)

櫻木 悟 院長

心疾患や生活習慣病の改善と予防を手厚くサポート

外科・内科 (消化器／肝臓)・心臓血管外科・循環器内科 など 98

そだクリニック (麻里布町)

祖田 由起子 院長　大谷 悟 副院長

消化器や乳腺の疾患から、心臓血管病、在宅診療まで

内科・小児科・婦人科 102

医療法人三修会 友田ファミリークリニック (今津町)

友田 真司 理事長

家族で同時受診。些細なことから専門的治療まで相談できる

目次	迷ったときの **かかりつけ医&病院⑫** 広島・山口｜西区・佐伯区・廿日市・大竹・岩国

内科・胃腸科 104

医療法人社団 西岡医院（通津）

西岡 義幸 院長

地域に根ざし、健診結果を生かして早期診断・早期治療へ

内科・循環器科・呼吸器科・アレルギー科 106

医療法人社団 三志会 ふじもと内科クリニック（尾津町）

藤本 啓志 院長　藤本 和志 副院長

患者一人ひとりに向き合い、地域に貢献

精神科・心療内科・内科・放射線科 110

医療法人社団 青山会 リフレまえだ病院（玖珂町）

前田 功二 理事長・院長

社会復帰を目指し、オーダーメイドの治療で患者を全力サポート

※本書で紹介する医院などの情報は、2025年1月現在のものです。
※本文にあるQRコードをスキャンすると、該当する医院などの情報が表示されます。

解説

- 広島西二次保健医療圏の
  中核病院の役割と使命
- 総合診療科とかかりつけ医の
  連携について
- 山口県東部医療圏の
  中核病院の役割とは
- 中核病院の総合内科の役割
- HMネット（ひろしま医療情報ネットワーク）
  とは

解説

広島西二次保健医療圏の中核病院 JA広島総合病院の役割と使命

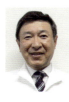

JA広島総合病院

病院長 石田 和史

いしだ・かずふみ　1986年広島大学医学部卒業。同大学病院にて2年間の内科研修後、1988年JA広島総合病院着任。以後、糖尿病のスペシャリストを目指して長年研鑽を重ねる。2013年糖尿病センター開設。2022年より現職。日本糖尿病学会認定糖尿病専門医。

　広島西二次保健医療圏で最大の急性期中核病院である、JA広島総合病院。「日本最良の医療を提供し、地域住民の皆さんや開業医の先生方、医療従事者の皆さんから選ばれる病院でありたい」と熱く語る石田和史病院長に、同院の役割や診療の強み、今後の展望などについて伺いました。

JA広島総合病院の役割

　当院が位置する廿日市市は、人口流入率が中国地方で山口県防府市に次いで第2位となっており、労働人口の占める割合も多くなっています。今後も発展していくポテンシャルがある廿日市市および隣接する市域を安心・安全な暮らしやすい場所にするために、病院は欠かせない存在です。

　この地域で最大の中核病院である当院は、地域の方々の健康を守るため、①地域支援医療、②救急医療、③がん医療、④がん以外の疾患の診療、⑤保健・福祉活動などの役割を担っています。カバーしている医療圏は広く、廿日市市のみならず、大竹市や広島市佐伯区、時には岩国市からも、医療機関の紹介や救急で、多くの患者さんが来院されます。

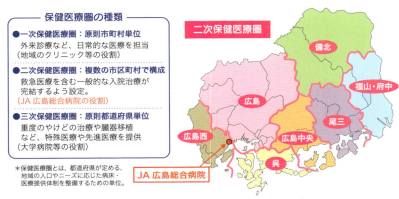

図1　保健医療圏の種類と広島県の二次保健医療圏

①地域支援医療

　地域医療支援病院に指定されている当院は、かかりつけ医と連携して、専門外来や入院治療、救急医療などを提供しています。その要となっているのは、広島県と広島県医師会が構築し運営しているHMネット（ひろしま医療情報ネットワーク）です（26～29ページ参照）。当院はこのHMネットに参加して、病名や処方薬、検査結果、検査画像、診療内容の開示を行い、他の医療機関等と情報を共有しています。

　これは病診連携でとても重要なことで、患者さんの同意があれば、かかりつけ医は当院で行った診療内容を閲覧できますので、その後の治療にも役立てることができます。なお当院は、医師の診療記録も公開しています。

②救急医療

　当院は、入院・手術が必要な患者さんを24時間体制で受け入れる二次救急指定病院です。2011年には地域救命救急センターを開設し、心肺停止や重症脳血管障害、急性心筋梗塞、多発外傷など、より高度な医療を必要とする三次救急相当の重篤な患者さんにも対応しています。

　在籍する8人の救急医のうち5人が日本救急医学会認定救急科専門医の資格を持っており（2025年1月時点）、2022年度の地元自治体の人口当たりの救急車受け入れ台数は、県内トップとなっています。2024年にはヘリポートも設置し、より広域からの救急患者さんを受け入れることも可能です。

災害拠点病院にも指定されており、大規模災害に対応できるよう DMAT（災害派遣医療チーム）を編成。2024年の年頭に地震が起きた能登半島へも、DMATを派遣しました。

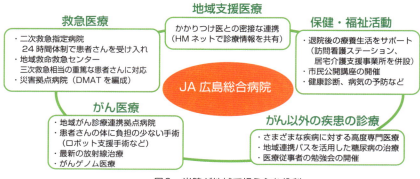

図2　当院が地域で担う主な役割

③がん医療

　当院は、地域がん診療連携拠点病院の指定を受けています。2024年に完成した新棟には、手術支援ロボットのダビンチや、定位放射線治療に用いるリニアックなど、最新の医療機器を導入。患者さんの体に負担の少ない、高度で安全性の高い治療を行っています。

　また、がんの原因となる遺伝子の変異を調べ、それに応じた薬剤を選定して治療を行うがんゲノム医療にも取り組んでいます。

④がん以外の疾患の診療

　循環器や呼吸器、脊椎関連、一般外科など、さまざまな傷病に対して高度専門医療を提供しており、高い成果を上げている分野も多くあります。

　なかでも糖尿病については、かかりつけ医から紹介される患者さんに地域連携パスを活用した診療を行っています。慢性期の治療では、半年に一度の来院時に、合併症のチェックや栄養指導、療養相談のほか、かかりつけ医の処方薬についても当院の専門医が確認、アドバイスをして、処方を適切な方向に導いています。

　糖尿病の治療では、薬のほか栄養指導が大きなポイントとなります。医療者側からの一方的な指導では継続が難しいため、当院では患者さんが自ら決

めた行動目標（例えば、「間食の中止」「果物は1つ」など）を書き込める糖尿病手帳を発行。かかりつけ医とその内容を共有することで、患者さんの行動を確認でき、治療成績も年々上がっています。

地域連携パスと同時期に、廿日市市、大竹市、佐伯区の医療従事者が集う勉強会「広島県西部地区糖尿病医療連携を進める会」を立ち上げました。この会には、当院への紹介に至らない地元の患者さんをすべて救いたいとの思いが詰まっており、患者さんや薬剤師、栄養士などに還元できるテーマを自主的に決めて学んでいます。

こうした取り組みが功を奏し、2021年の廿日市市のデータによれば、糖尿病の合併症である網膜症や腎臓障害、下肢欠損による身体障害者手帳の交付が激減しました。私たちの取り組みがスタートして10年余りで実を結んだと思っています。

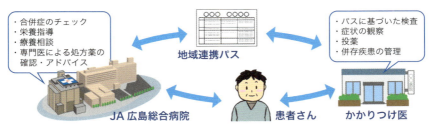

図3　地域連携パスを活用した糖尿病の治療

⑤保健・福祉活動

当院は訪問看護ステーションや居宅介護支援事業所を併設し、退院後の療養生活をサポートしています。

また住民の皆さんを対象に、身近な病気に関する市民公開講座を開催。さらに当院併設の健康管理センターでは、健康診断などを通してがんや糖尿病等の未病の段階から住民の皆さんの健康に関わり、病気を予防、健康増進を図る取り組みを行っています。

気持ちよく受診してもらうための取り組み

病院は来るのが楽しいところではありませんが、どうすれば患者さんに喜

んでもらえるか、いい気持ちで帰ってもらえるかを常に考え、私が旗振り役となって、さまざまな改革を進めています。

　その一つが、待ち時間を減らす仕組みの導入です。検査や診察に要する時間をカルテデータから割り出すことで、待ち時間の発生しない来院予定時刻を、患者さんにお知らせできるようになりました。私がいる糖尿病センターで試験的に始め、全科に広げていったのですが、患者さんからは「時間が読めるので余裕ができた」と評判は上々です。医師も、患者さんをお待たせしているというストレスを感じずに診療することができるようになりました。

　また、これまで内科の隣にあった産婦人科の外来を、新棟の竣工を機に病棟と同じフロアに移し、感染症などのリスクのある内科の患者さんとの接触の回避やプライバシーの確保、動線（人や物の移動経路）の短縮を図りました。

　血管造影室やICU、内視鏡センターなどもワンフロアに設置し、急を要する症例にも迅速に対応できる体制をさらに整えていきます。

地域完結型の医療の実現に向けて

　当院は地域のクリニックと密に連携し、地域で医療を完結することを目指しており、2023年度の患者さんの紹介率[*1]は約92％、逆紹介率[*2]はそれ以上となっています。ただこの地域には、回復期病棟が不足気味で、当院では整形外科および急性期リハビリテーションセンターが力を入れているものの、後方支援病院は少ない状況です。

　さらにがん患者さんの緩和ケア病棟も少ないため、何とかできないかと検討しているところです。また、今後増えていくと考えられる在宅医療のニーズに応えるために、高度な専門的知識を持った認定看護師等を養成し、活躍してもらうことが必要となるでしょう。これはこの先、強化すべき課題だと考えています。

　今後も、地域の皆さんから「JA広島総合病院があるから安心して住める」と思っていただけるよう、日本最良の医療の提供を目指して、努力を続けてまいります。

＊1　紹介率：他の医療機関から紹介された患者さんの割合
＊2　逆紹介率：他の医療機関へ紹介した患者さんの割合

> 解説

総合診療科とかかりつけ医の連携について

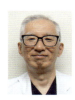

JA 広島総合病院

統括副院長
廿日市休日夜間急患センター長
総合診療科　主任部長

溝岡 雅文

みぞおか・まさふみ　1986年自治医科大学医学部卒業。県立瀬戸田病院・三次市国民健康保険作木診療所の内科、県立広島病院・広島大学病院の総合診療科などで勤務。2018年JA広島総合病院総合診療科主任部長、2020年同院副院長、2022年より現職。日本内科学会認定総合内科専門医。

「体調が悪いので診てほしい」。そんなときは、まずかかりつけ医を受診し、そこから基幹病院の専門科を紹介してもらう。医療機関の機能分化が進み、そうした外来医療の流れが推奨されています。総合病院とかかりつけ医との役割分担や連携などについて、JA広島総合病院の総合診療科 主任部長でもある、溝岡雅文統括副院長に伺いました。

総合診療科とは

　当院の総合診療科は、特定の臓器を対象とするのではなく、患者さんが抱える健康問題について、多角的な視点から検討し対応する科です。基本的に、かかりつけ医から紹介された患者さんの初診を行いますが、院内の他科からの紹介にも対応しています。

　対象となるのは、①複数の疾患を抱えているために、症状がどの疾患に関連しているのか判断しにくく、どの専門診療科を受診すべきか判断に迷うケース、②症状や体調不良があるにもかかわらず、原因の特定が難しく、どの臓器に原因があるのかわからないケース、③原因から判断して該当する診療科はあるものの、当院に該当の科がないケースなどです。

　問診は30分以上時間をかけて丁寧に行い、紹介状にはない患者さんの生

活歴や職歴、趣味的な活動ができているか否かなどについて確認します。言い換えれば、どういう生活をしている人が、どれくらい調子が悪くなったかを見極め、原因を探っていくのです。

いろいろ症状があっても、普通に生活できていれば問題なしと判断し、様子を見ることもあります。趣味的活動は体の状態が悪いとやる気にならないでしょうから、それができるか否かも目安となります。社会生活に影響があるか否かの見極めが重要で、総合診療医として基本的な介入のポイントになります。

必要があれば身体診察や検査なども行い、問題点を整理したうえで、基本的には院内の専門診療科に、当院にない精神科や心療内科の領域に該当する場合は院外の専門科に紹介します。専門科で治療を受け、症状が安定すれば、かかりつけ医に逆紹介することもあります。

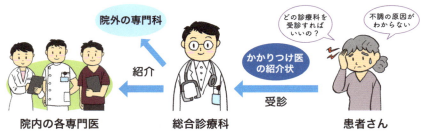

図1　総合診療科の役割

かかりつけ医との連携

当科は、高度で専門的な医療を提供する各専門科とかかりつけ医との橋渡しをする役割を担っています。現在は常勤医師1人体制となっているため予約紹介制をとっており、救急の患者さんはお断りせざるを得ません。広島大学から週1回、担当医の派遣もありますが、総合診療科に求められるものを考えると、患者さんの診察を短時間でどんどんこなしていくのは難しく、1日数人に制限しています。

当科の診療エリアは廿日市市と佐伯区五日市で、患者さんはかかりつけ医から地域医療連携室経由で紹介されてきます。緊急性がある場合は紹介状に

加え、電話連絡を受けることで対応しています。

　私が、開業医の先生方が担当されている廿日市休日夜間急患センターと当院との調整役を務めていること、年に一度の親睦会を行っていることなどから、病診連携の密度は少し濃くなっていると思います。

　また当院に紹介される患者さんに関しては、待ち時間を減らす取り組みによって、日付だけでなく時刻まで予約できるようになり、負担が軽くなっています。

解説

かかりつけ医の上手な見つけ方

　病診連携をスムーズにするためには、かかりつけ医を見つけることをお勧めします。かかりつけ医を持つことは、①早い段階で病気の発見につながり治療が開始できる、②病気や症状、治療法について的確に診断し、アドバイスをもらえる、③必要があれば、高度で専門的な治療を行う医療機関に紹介してくれる、などのメリットがあります。

　では、どのような基準で選べばよいでしょうか。腕が立つことは大切ですが、診療スタイルに納得感が得にくかったり、コミュニケーションの相性がご自身に合わなかったりすると、長く付き合うのは難しいでしょう。合わない場合は、かかりつけ医を変えるほうがよい場合もあると思います。

　かかりつけ医を選ぶ場合、①近所で行きやすい、②個別の事情に応じたアドバイスをくれる、③説明がわかりやすい、④健康状態を相談しやすい、などの条件を満たせば安心ですが、まず受診して話をしてみることが大切です。

　たとえ医師が冷たそうに見えても、看護師や事務職のスタッフがフォローしてくれる所なら、医師の姿勢が反映されていると推測でき、かかりつけ医として、安心できるかもしれません。

① 体調の変化に気づいてもらいやすく、早い段階で病気の発見につながり、治療が開始できる

② 病気や症状、治療法について、的確に診断し、アドバイスをもらえる

③ 必要に応じて、高度な専門治療を行う病院に紹介してくれる

図2　かかりつけ医を持つ主なメリット

解説

山口県東部医療圏の中核病院 岩国医療センターの役割とは

独立行政法人 国立病院機構 岩国医療センター

院長 田中屋 宏爾

たなかや・こうじ　1988年岡山大学医学部卒業、同消化器外科学入局。公立学校共済組合中国中央病院勤務を経て、1993年国立病院機構岩国医療センター（旧国立岩国病院）着任。2023年4月より現職。日本外科学会認定外科専門医、日本消化器外科学会認定消化器外科専門医など。専門領域は消化器外科・遺伝性腫瘍。

　国立病院機構岩国医療センターは、山口県東部医療圏をカバーする中核病院です。近年、医療機関の機能に応じた役割分担が進み、専門的な検査や医療を必要とする場合に、かかりつけ医の紹介状を持って受診する紹介受診重点医療機関となっています。岩国医療センターの担う役割や診療の特色などについて、田中屋宏爾院長に伺いました。

5疾病6事業への取り組み

　当院には、国立病院機構としての使命や、公的病院としての役割があります。国立病院機構は、診療事業、教育研修、そして臨床研究の推進を、使命として掲げています。また、厚生労働省が第8次医療計画として掲げる5疾病6事業のうち、主にがん、脳卒中、心筋梗塞等の心血管疾患などの疾病と、救急医療、災害時における医療、へき地の医療、周産期医療、小児医療や新興感染症への対応を担っています。

　地域がん診療連携病院、救命救急センター、地域周産期母子医療センターやへき地中核指定病院など、さまざまな指定や承認を国や県から受け、また附属看護学校も併設しており、地域の実情に合わせて、求められる役割を確実に果たせるよう努力しています。

5 疾患	6 事業
・がん ・脳卒中 ・心筋梗塞等の心血管疾患 ・糖尿病 ・精神疾患	・救急医療 ・災害時における医療 ・へき地医療 ・周産期医療 ・小児医療 ・新興感染症等

図1　5疾病6事業

解説

●高度急性期医療と、災害時における医療

　診療事業については、患者さんの目線に立った医療の提供を目指しています。その中で、当院が特に優先しなければならないのが、高度急性期医療です。

　医療機関の機能や行われる医療は「高度急性期」「急性期」「回復期」「慢性期」等に分類されます。急性期医療は、病気やケガをして間もない時期にある患者さんに迅速な診断・治療を提供し、早期回復を目指す医療です。一方、高度急性期医療は、心筋梗塞、解離性大動脈瘤、脳卒中、多発外傷といった、急性期医療の中でも特に生命の危機が迫る重症な患者さんを対象として、高度な専門技術や設備を用いた集中治療を行います。

　当院は、山口県の東部で唯一、三次救命救急センターの指定を受けており、「高度急性期」「急性期」医療を担う病院として、岩国市のみならず、西は柳井市や大島郡、東は玖珂郡や広島県大竹市、北は島根県吉賀町まで及ぶ広域から、救急車やドクターヘリで搬送される多くの患者さんを、24時間・365日体制で受け入れています。岩国医療圏においては、救急車の搬送受け入れ件数は当院が8割以上を占めています。さらに、市中の他の医療機関が閉まる夜間帯には、歩いて来られる緊急性の低い軽症例の患者さんも含めて、当院が救急医療を一手に引き受けています。

　また、災害時における医療についてもしっかり対応しています。災害派遣医療チーム（DMAT ＝ Disaster Medical Assistance Team）は基本的に4名で構成されますが、当院では2隊を整備しており、2024年の能登半島地震では、DMAT 1隊に加え、国立病院機構としての医療班を1隊、さらに厚労省の依頼を受けて看護師1名も派遣しました。

● へき地医療

　へき地医療も、当院が積極的に取り組んでいる分野です。医療における「へき地」とは、山間部や離島など医療の確保が困難な地域のことで、岩国市では柱島(はしらじま)などの島しょ部も含めると、へき地が市の3分の2を占めています。へき地では少子高齢化が都市部よりも深刻で、医療施設も不足しています。しかし、住み慣れた地域での暮らしを守るため、地域の医療機関、福祉施設や行政ともコミュニケーションをとりながら支えています。柱島診療所には月2回医師を派遣しており、県のサポートを得てオンライン診療も導入しています。

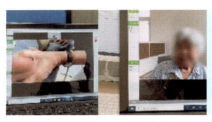

・月2回出張医師派遣
・2020年山口県へき地遠隔医療推進協議会により、月1回オンライン診療追加導入
・出張看護師＋現地事務職員触診、視診、ビデオ調整等を看護師が補助

図2　柱島のオンライン診療（写真は、柱島診療所からオンラインで当院に送られてくる画像）

● 周産期母子医療

　当院は地域周産期母子医療センターとして、産科病床14床、NICU（新生児集中治療室）6床を備えており、市民の皆さんが安心して出産や子育てができる環境を整えています。

　NICUでは妊娠32週以降、1,500g以上の赤ちゃんの治療が可能です。無痛分娩や、不妊症に対する人工授精(保険適用ではありません)も行っており、県境を越えて隣の大竹市からの妊婦さんも受診されています。また、24時間体制で小児科医が常駐しており、新生児、小児の重症疾患や、専門性の高い慢性疾患の診療を行っています。

大学病院に準じた質の高い、地域完結型医療を目指す

　地域の高度急性期医療を担う当院は、地域の医療機関との連携を密にして相互が機能を発揮する「地域完結型医療」に取り組んでいます。

大学病院に準じた質の高い医療を提供するため、がんの組織に適量の放射線を正確に照射できる高精度放射線治療装置、安全な医療のための 3D 画像解析システム、不整脈（心房細動）の原因部分にピンポイントで電気パルスをかけることができるパルスフィールドアブレーション、内視鏡下手術支援ロボットのダビンチ Xi など、最新鋭の医療機器を導入し、体に負担の少ない安全性の高い医療を実践しています。高齢の患者さんでも、遠方の病院へ赴くことなく、当院で安心して治療を受けていただくことができます。

　こうした先進医療機器の装備や、さまざまな疾患を診ることができる診療体制をもつ当院は、若い医療従事者を育てる環境としても人気があり、毎年数多くの医療スタッフが入職しています。

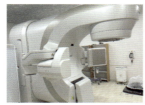

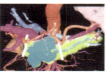

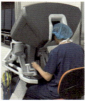

高精度放射線治療装置　　3D 画像解析システム　　手術支援ロボット
　　　　　　　　　　　　　　　　　　　　　　　　ダビンチ Xi

図3　大学病院に準じた高度で低侵襲な医療

医師の負担軽減と医療提供体制の変化

　2024 年度から実施されている医師の働き方改革もあり、多忙な医師の労働時間を削減し、医療の質の向上や人手不足の解消を目指す、さまざまな取り組みを行っています。

　例えば、これまでの主治医制をチーム制に移行したり、カルテの記載などの医師が行う事務作業をサポートする医師事務作業補助者の配置を進めたりしています。また、特定の医療行為に対する研修を修了した看護師は、人工呼吸器からの離脱や気管カニューレの交換、薬剤の投与量の調節など、指定された 38 の医療行為を手順書に従って実施できるようになったので、当院でも看護師の研修を拡大しています。さらに、放射線技師や検査技師などには、静脈路の確保とそれに付随する業務を担当してもらっています。一方で、

看護師も人手不足となっており、看護助手の採用も進めています。

広島との県境を越えた連携など、今後に向けて

　当院の医師1人当たりが担当する入院患者数は、国立病院機構の中で上位に入っており、医師1人の負担が大きくなっています。また、形成外科や小児科など、目に見えない部分で診療に時間がかかる診療科もあるため、人材の確保は必須の課題です。これまでも広島・島根との県境を越えて、当院と200以上の病院や診療所などの医療機関を結ぶ、いわゆる病病連携や病診連携を行ってきました。しかし、医療を取り巻く環境は厳しく、今後は地域連携をさらに密に、そして幅広い領域に対応することが求められます。

　当院には現在、精神科、糖尿病・内分泌科、眼科、神経内科などに常勤のスタッフがいないことが課題の1つです。大学病院などから非常勤の医師を派遣していただいたり、近隣の病院と連携したりして対応しておりますが、口腔や顎の疾患を専門的に診療する口腔外科に関しては、歯科医師会から支援を受けて新設の診療科を準備中です。米軍岩国基地に関係した患者さんも多く、英語の堪能なスタッフの採用なども推し進めています。

　当院は開かれた病院として、がん、脳卒中や心疾患などの公開市民講座を毎年開催していますが、これからも患者さん中心の医療を行い、地域の皆さんから愛され、信頼される病院であり続けるよう努め、次世代へつないでいきたいと思います。

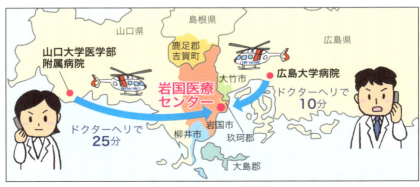

図4　当院の病病・病診連携

解説

中核病院の総合内科の役割

独立行政法人 国立病院機構 岩国医療センター

総合内科
緩和ケアセンター病棟医長 白木 照夫

しらき・てるお　1983年鳥取大学医学部卒業、岡山大学第一内科入局。福山市民病院、広島通信病院、岡山大学病院などを経て、2013年より現職。日本内科学会認定総合内科専門医。日本循環器学会認定循環器専門医。内科・がんの緩和医療を専門とする。

　高齢化が進み、複数の病気を持つ人が増えている現在、全身を診ることができる総合内科医の需要は高まっています。岩国医療センターの総合内科は、どのような診療をする科なのか、どんな役割があるのか、緩和ケアセンター病棟医長であり、総合内科の担当医でもある白木照夫医長に伺いました。

総合内科の対象となる患者さんとは

　総合内科では、基本的に初めて当院を受診する患者さんを診療します。具体的には、①かかりつけ医から地域連携室を通して紹介され、予約受診された方、②紹介状持参で当日受付となった方、③紹介状なしで来院され、どの診療科を受診すればよいのかがよくわからない方、④院内の他の診療科から内科的診療が必要と紹介された方、⑤他所で受けた健康診断の2次精査が必要な方、⑥休日・夜間の救急外来を受診後、翌日の来院を指示された方、などが対象となります。

　原則として紹介状が必要ですが、なかにはかかりつけ医がありながら、紹介状を持たずに来院される方もおられます。ただ紹介状がない受診では、診療費とは別に7,000円以上の特別料金（選定療養費）がかかります。これは、大病院志向の患者さんの受診を抑制し、質が高く効率的な医療を実現するために国が設けた制度で、「初期の診療は地域の診療所で」、「重い病気や深刻

なケガに対する高度・専門医療は大きな病院で」ということが推奨されているのです。

　紹介状がなぜ重要かというと、金銭的な負担の軽減という面もありますが、大事な点は、患者さんの基礎疾患などの病歴や治療による症状の経過、検査結果などについての情報が得られるということです。問診の内容や検査の重複が避けられ、問題点を早く見つけて対応できるので、迅速な診断や治療につながるのです。

　適切な治療によって回復期に入った患者さんには、身近な中小病院・診療所を紹介します。そして、そちらで回復支援・リハビリなどを受けながら、日常生活や社会への復帰を目指していただきます。

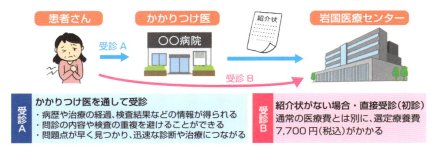

図　かかりつけ医と紹介状

総合内科の診療の流れ

　総合内科外来は、循環器内科、呼吸器内科、肝臓内科など、内科系の臨床経験が豊富な専門医が曜日ごとに分担して診療しています。

　地域連携室では、かかりつけ医からの紹介状や検査結果などを確認し、患者さんの希望も勘案して、担当医に振り分けますが、筋ジストロフィーなどの神経難病や膠原病などは、当院に専門医がいないため、柳井市や広島市にある他院の専門科や専門病院に紹介することもあります。

　診察では、紹介状がある場合はそれを踏まえて丁寧な問診や検査、結果の説明などを行います。疾患は膨大な数にのぼるため、そのすべてに精通することは難しく、できるだけ短い時間で確実に診断するため、当科の担当医の専門領域と合致しない場合は、院内の別の診療科に紹介することもあります。

また症状が重症の場合は、救急外来での診療となることもあります。

　当科では原則として再診は行わないため、引き続き診療が必要と判断した場合、再診は各診療科で行います。また、定期観察が必要な場合でも、症状が安定していれば、紹介先の医療機関やかかりつけ医に逆紹介となるケースもあります。2023年度の当院の紹介率は77.78%、逆紹介率は172.4%でした。

何でも相談できるかかりつけ医を見つけよう

　開業医の先生方とは、コロナ以前はさまざまな研修会や行事を通じて顔の見える関係をつくり、病院の得意分野などをアピールできましたが、最近はそうした機会が少なくなっています。医療の専門分化が進んだこともあり、地域医療でも縦割り化が進み、臓器別の領域ごとには親密な連携もあるようですが、専門外の他の領域の医療機関とのつながりは希薄になっているとも感じます。

　コロナ以降は、ご家族との面会ができないこともあって、入院加療よりも在宅での療養を希望される患者さんが増えたように感じます。そうした場合、訪問診療で患者さんを診ていただくことになるため、市中の外科や内科系の診療所の先生にかかりつけ医をお願いしています。また、訪問看護ステーションとも密な連携をとっており、こうした方々とは、事例検討会を年に数回行い、困り事などの相談や交流を図っています。

　当院は高度先進医療が大きな強みですが、社会の高齢化に比例して患者さんも高齢化しているため、手術や治療だけで患者さんが回復し、元の生活に戻れるとは一概には言えません。

　これからは、在宅での訪問診療や介護に近い医療も必要になってくると考えられます。言い換えれば、生活の質についての相談にのれるような医師が、かかりつけ医として必要とされるのではないでしょうか。こうした状況を鑑みると、本当の意味での総合診療医を養成していくことも、当院の総合内科の役割ではないかと思います。

　これまで健康で、かかりつけ医を必要とされなかった皆さんも、日ごろから何でも相談できるようなかかりつけ医を見つけておかれると、この先の日常生活で健康面の不安の解消につながるのではないでしょうか。

HMネット(ひろしま医療情報ネットワーク)とは

解説

一般社団法人 広島県医師会

常任理事 藤川 光一

ふじかわ・こういち　1977年広島大学医学部卒業。1978年広島赤十字・原爆病院。1984年広島鉄道病院放射線科医長。1988年広島大学医学部講師。1991年JA広島総合病院画像診断部主任部長、2004年同院副院長、2008年同院病院長補佐。2012年セントラルクリニック顧問、2019年より同院院長。2012年HMネット事業統括本部長、2020年より広島県医師会常任理事。

　医療現場でも、国主導でDX(デジタルトランスフォーメーション)[*1]が進められていますが、広島県では2012年から医療専用のICT[*2]ネットワークであるHMネット(ひろしま医療情報ネットワーク)が稼働し、医療福祉情報の効率的な流通に役立っています。HMネットの概要について、当初からその構築を主導してきた広島県医師会の藤川光一常任理事に伺いました。

*1　DX：デジタル技術を活用して業務やシステムなどを改善し、社会や生活を変えること
*2　ICT：情報通信技術。情報を共有し、活用したサービスなども含む

HMネットの目的：医療専用のICTネットワークはなぜ必要？

　HMネットは、安心・安全で効率的な医療の実現と、患者さんの権利が尊重される環境づくりを目指しています。HMネットに参加する病院、診療所、薬局などでは、HMネットに登録された患者さんの医療情報(主に診療情報)を医療専用の共通ID番号(HMナンバー)を用いて共有することで、質の高い、無駄のない医療の提供を可能にします。

　皆さんの中には、短期間に複数の病院や診療所で何度も同じ質問をされたり、似たような検査を繰り返し受けたり、重複した薬を処方されたりして、

不満や不安を感じた方もおられるかと思います。また、医師の説明に納得できなかったり、複数の医師の説明が食い違うことで、現在受けている医療に不信感を抱いた経験がある方もいらっしゃるかもしれません。

　HMネットは、こうした不満や不安、不信感を、医療情報を複数の医療従事者や患者さんの間で共有することで解消し、患者さんの身体的・精神的・経済的負担を軽減することを目的としています。さらに、HMネットでは、情報の取得先や提供先を患者さんご自身の意思で選べる仕組みとなっていますので、「かかりたい医療機関にかかる」、「診てもらいたい医師に診てもらう」という患者さんの基本的な権利を守るうえでも重要な役割を果たします。

HMネットの主な機能は？

　HMネットには大きく分けて2つの機能があります。

1．診療情報開示・参照機能（医師の間で診療情報を共有）

　HMネットに参加する県内45の大・中規模病院（開示病院）が、HMネットに登録されている患者さんの診療情報をICT技術によって開示し、それをかかりつけ医や他の病院・診療所の医師が参照できる仕組みです（HMネットに参加していない医療機関は参照できません）。

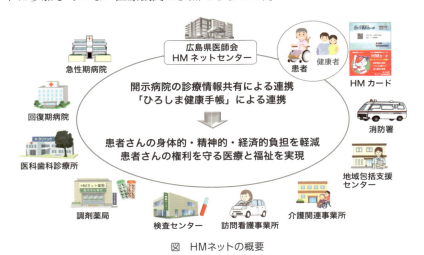

図　HMネットの概要

従来、医療機関間の診療情報のやり取りは、紙のコピーや CD-R などで行われていましたが、HM ネットを利用することで、紙では伝えきれない詳細な診療情報がほぼリアルタイムで共有可能となり、開示病院の医師とかかりつけ医との連携が大幅に強化されます。また、情報のやり取りは、患者さんの所有物である HM カードを介して行われるため、開示病院の診療情報を見てもらいたい医療機関 (医師)を、ご自身の意志で自由に選ぶことができます。

２．ひろしま健康手帳（医療従事者と患者さんが情報を共有）

　HM ネットに登録した患者さん（HM カードをお持ちの方）の命や健康を守るために必要な情報を、医療従事者と患者さんご自身がネット上で共有できる「電子手帳」のような仕組みで、以下のようなコンテンツがあります。

①ひろしまお薬ネット

　複数の HM ネット参加薬局で処方された薬の情報を統合管理し、重複投与や飲み合わせによる副作用を防ぎます（HM ネットに参加していない薬局で調剤されたお薬の情報は統合管理されません）。オンライン版の「お薬手帳」のような仕組みで、医療従事者だけでなく、患者さんもご自身に処方された薬をパソコンやスマートフォンで確認することができます。

②命の宝箱（電子版）

　緊急時の連絡先、血液型、アレルギーや薬剤禁忌情報、既往歴、手術歴、治療中の疾患、かかりつけ医、インスリン注射や血液透析などの特殊な治療の情報、救急医や救急隊に伝えたい事柄など、命や健康を守るために必要な 13 項目の情報をネット上で管理し、救急や災害時に備える仕組みです。

　事前に登録しておくことで、緊急時や災害時に迅速で適切な対応を受けることができます。また、「命の宝箱」の情報は、自己紹介状のような役割を果たしますので、医療機関を初診する際やオンライン診療を受ける場合にも役立ちます。

③健康情報手帳

　ご自身が測定した血圧、脈拍、体重、血糖値、HbA1c、歩数などのデータをネット上で管理する仕組みです。医師や薬剤師と情報を共有できますので、ご自身の健康管理だけでなく、医療従事者との連携強化にも役立ちます。

④検査データ共有システム

病院や診療所で行った血液検査などのデータを、医療従事者間で共有できる仕組みです。現在は一部の地域で試験的に稼働していますが、今後、県全域に拡大する予定です。これにより、検査の重複による身体的・経済的な負担の軽減が期待されます。

HMネットに登録するには？

HMネットへの登録（HMカードの発行）は、HMネットに参加する開示病院、保険薬局、一部の病院・診療所、広島県医師会HMネット事務局などで行っています。

①開示病院で登録

外来受診の際や入退院時に、HMネットへの登録を勧められる場合があります。病院職員の求めに応じて同意すれば、HMカードが発行されます。登録の勧めがない場合は、職員にHMカードの発行を依頼してください。すでにHMカードをお持ちの場合は、お手持ちのHMカードを介する診療情報の開示を依頼できます。

②HMネット参加薬局、病院・診療所で登録

HMネット参加薬局で調剤を受ける際に申し込む方法や、一部の病院・診療所で登録を依頼する方法があります。HMカードを発行している病院・診療所については、HMネットのホームページ（hm-net.or.jp）でご確認ください。下記のQRコードからアクセスできます。

③広島県医師会のHMネット事務局で登録

広島県医師会のHMネット事務局に、書類またはオンラインで申請する方法です。この場合、HMカードの受け取りは、最寄りのHMネット参加薬局となります。詳細はHMネットのホームページをご覧ください。

HMネット
ホームページ

身近で頼れる
かかりつけ医&病院

広島

西区・佐伯区
廿日市・大竹

広島市西区 歯科

"口腔内科医"を目標に、患者のあらゆる要望に応える

おおつぼ歯科クリニック

得意分野
歯周病、歯根治療、無痛治療、小児歯科、審美歯科、歯・神経の保存、削らない治療、マウスピース矯正

大坪 宏 院長

広島市西区田方2-14-10
082-507-0007

- 診療時間：9:00～12:30／14:00～18:30（完全予約制）
- 休診日：木曜午後、日曜、祝日
- 駐車場：15台
- スタッフ：歯科医師、歯科衛生士、歯科技工士、歯科助手、受付
- 主な機器：高圧蒸気滅菌器、歯科用CT、デジタルX線、ペリオウェイブ、笑気ガス（笑気吸入鎮静法）、レーザー3台、口腔内スキャナー

大坪 宏（おおつぼ・ひろし） 1964年広島市生まれ。1990年広島大学歯学部卒業。開業医勤務などを経て、1996年開院。広島大学病院歯科臨床研修指導医。広島大学歯学部非常勤講師。歯科衛生士学校非常勤講師。広島県歯科医師会代議員。広島大学歯学部第2保存科同門会副会長。日本赤十字・原爆病院臨床研修施設。

大学病院の基準と同じような治療が可能。重度歯周病にも対応

　高齢者が多い重度歯周病でも、歯を残す高度な治療で地域内外から頼られる同院。「なるべく抜かない、削らない、神経を取らない」をモットーに、約30年前の開院から痛みのない治療を心がける。また広島大学病院の卒後臨床研修施設として、大学病院と同レベルの標準的歯科治療（現時点で最高治療）を提供し、最新の治療機器を揃えて衛生管理まで徹底。定期的に大学病院口腔（こうくう）外科専門医が来院して、診療も行う。

　治療はむし歯や歯根治療、入れ歯、インプラント、矯正、ホワイトニングなど、あらゆる患者の要望に対応。歯周病治療では、原因菌にレーザーを当てて殺菌するペリオウェイブ（光線力学療法）をいち早く導入。薬剤を使った歯周組織の再生も図る。また同時に、「通いたくなる」親しみやすさも重視。「親切で優しく明るく丁寧」な対応を、院内全体で共有する。

大坪院長は口腔粘膜疾患（こうくうねんまく）の診断も行う。蛍光観察士としてがん病変を鑑別し、総合病院へ紹介した事例も。「口腔から全身まで総合的にサポートする"口腔内科医"を目標に、地域の方々に貢献したい」と話す。

歯質を強化するホワイトニングや予防歯科に積極的に取り組む

　同院では、歯を守りながら行う審美治療にも取り組んでいる。スーパーエナメルは、歯を削らずに極薄のセラミックを貼って歯を白くする治療。すきっ歯や変色歯、歯の形を整えることができると支持が広がっている。また歯を白くしながら、歯質を強化してむし歯や歯周病予防の効果が望める、スーパーポリリンホワイトニングシステムを導入している。

　近年では、目立たず審美性の高いマウスピース矯正の要望も高い。これは、透明のマウスピースを患者自身が着脱して少しずつ歯を動かす施術。「歯並びを整えると歯磨きなどの管理や発音がしやすく、噛（か）み合わせ・顎の筋肉のバランスが改善します。むし歯・歯周病リスクの回避が望めると、高齢になられてから取り組む方もいます」

　予防医学のバクテリアセラピー（スウェーデンの医療機関が中心に開発）も用意。母乳由来の乳酸菌（善玉菌）であるロイテリ菌を補給し、口内善玉菌の割合を増やして歯周病菌などを抑制。むし歯や歯周病などの予防を促すほか、アレルギー疾患を改善したり胃腸を整える作用もある。

　また、最新式の口腔内スキャナーを使用し、CAD・CAM冠など白い技工物を短時間で作製することが可能となり、デジタル歯科治療を提供している。

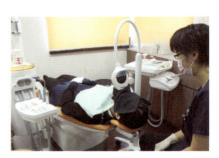

ホワイトニングの施術

> **健康寿命を延ばすために**
> 口内には多くの細菌があり、誤嚥性肺炎などのリスク軽減にも、メンテナンスが必要、口内環境を整えることは全身の健康につながります。私たちは歯科医療で快適なQOL（生活の質）を支えます。

広島市西区

33

広島市西区 / 内科・外科

内科・外科問わず、総合的に診療。甲状腺疾患では専門治療

川口クリニック

得意分野
甲状腺疾患、内分泌外科

川口 康夫 院長

広島市西区庚午中3-6-11
082-274-6655

- 診療時間：9:00〜13:00／14:30〜18:00（月〜水・金曜）
  9:00〜13:00（木・土曜）
- 休診日：木・土曜午後、日曜、祝日
  ※川口康夫院長は、手術のため金曜の午前休診
- 駐車場：8台
- スタッフ：医師3人、看護師9人、リハビリスタッフ2人、医療事務5人
- 実績：上部消化管検査400件、下部消化管検査100件
  ［2023年1〜12月］

幅広い患者を受け入れ、地域医療に貢献

　川口康夫院長の父で、前院長である川口正晴氏（現名誉院長）と副院長の川口幸子氏が夫妻でクリニックを開業したのは2003年のこと。それまで正晴氏は廿日市市のJA広島総合病院の外科に、幸子氏は広島市西区にあった広島三菱病院の内科に長く勤務していた。そこで、それぞれの地域の患者も通いやすいようにとの思いから、中間地点でもある広島市西区庚午中に開業した。

　院長は、甲状腺の専門医としてさまざまな基幹病院等で勤務するなかで、医療を必要とする子どもたちやその家族のために、より一層役立ちたいとの思いがつのっていっ

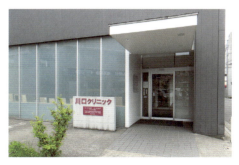

入口

34

た。そして地域医療に深く関わっていくため、2018年にクリニックに合流。2021年から院長を務める。

同院は、何でも相談できる地域のかかりつけ医として、小さな子どもから高齢者まで幅広い年代の患者を受け入れる。生活習慣病や感染症などの一般内科疾患が多いが、外科領域では外傷での縫合処置や小手術なども行う。3人の医師により内科、外科だけでなく、日常的に生じるさまざまな症状の診療を行っている。

「標準治療は、多くの人に一定以上の効果を上げるエビデンス（根拠）がある、最も効果的な治療です。さまざまなお困りの症状に対応し、標準治療からずれないように、しっかりと診ていきます」と院長。患者の病態と環境に応じて、広島大学病院、広島市民病院、広島赤十字・原爆病院、県立広島病院、土谷総合病院、JA広島総合病院、広島記念病院、吉島病院、荒木脳神経外科病院などと連携。必要に応じて高度医療へとつなげていく。

甲状腺専門医としての高い信頼

院長は、甲状腺疾患については広島県西部地区でも数少ない外科分野・内科分野、両方の専門だ。院長の診察を希望して、近隣だけでなく広島県内各地、県外、ときに海外からも患者が訪れる。

一般的に甲状腺疾患が疑われると、最初に血液検査やエコー（超音波）検査などを行う。橋本病やバセドウ病などのホルモンの機能異常であれば、症状がある場合は内服薬などによる治療を基本にし、場合によっては連携する病院で手術を行うこともある。橋本病などは疾患が不妊の一因になる可能性があるといわれていることから、妊娠予定や妊娠希望のある患者には状態を厳密に管理しながら処方を行う。

甲状腺腫瘍の術後の診療も行っている。悪性腫瘍、すなわちがんの場合は、進行度が手術後の組織検査で判定される。評価された再発リスクに応じて、再発防止の治療を行っていく。

甲状腺腫瘍診療ガイドラインは、2024年に改訂第3版が公開された。院長は、「専門的な治療を進めるうえでは、情報は常に最新のものにアップデートする必要があります。患者さんの不利益にならないこと、最大限のメリットが得られるような診療を心がけています」と語る。

広島市西区

内科・外科

できるだけ体の負担にならない検査を

　同院では、できる限り体に負担をかけないことを大前提として、細心の注意を払い検査・治療を行っている。患者の症状に対して丁寧に問診・視触診を行い、病態に応じて消化管内視鏡検査やエコー検査、X線検査などを行う。

　内視鏡システムは最新の設備を導入し、胃がんや大腸がんなど、消化器がんの早期診断・低侵襲（ていしんしゅう）（体に負担の少ない）治療に役立てている。エコー検査機は上位機種を設置し、甲状腺腫瘍や胆石（たんせき）、肝臓がん、膵臓（すいぞう）がん、卵巣（らんそう）がん、虫垂炎（ちゅうすいえん）などの診断を行う。

　診断画像はサーバーで管理し、電子カルテで過去の画像とすぐに比較できる。長期にわたる変化を見つけることも、疾患の早期発見や術後管理において重要だ。

　腫瘍（しこり）の検査では、腫瘍から細胞を採取して顕微鏡で調べる細胞診を行い、専門的に診察する。大半は良性の腫瘍だが、ときに見つかる重症・悪性腫瘍を見逃さないよう、細心の注意を払っている。

　治療方針については細やかに説明を行い、患者が疾患や治療について理解し、判断しやすいような情報提供を心がける。「患者さんとのコミュニケーションでは、思いやりを持って接すること、親切であることを何より大切にしています」と院長。話しやすい関係を築くことが、より良い医療の基盤になると考えている。

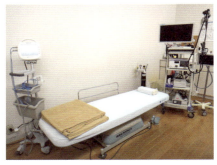

内視鏡検査機器

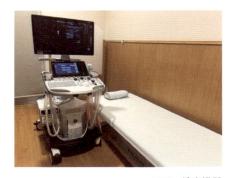

エコー検査機器

広島市西区

院長
川口 康夫（かわぐち・やすお）

PROFILE

● 経歴・資格
2002年3月昭和大学医学部卒業後、広島大学第二外科へ入局。土谷総合病院、東広島医療センター、JA尾道総合病院でキャリアを積み、2012〜2018年に再び土谷総合病院を経て、2018年4月より医療法人川口クリニックへ着任。2021年10月20日より理事長・院長へ就任。日本外科学会認定外科専門医。医学博士。

● 趣味
息子と遊ぶこと、温泉、コーヒー、読書、釣り

● モットー
医療は安全と思いやりが大切。適切な医療と、期待を上回る「＋α」を患者さんに持って帰っていただくこと。

● 院長の横顔
　両親が広島市西区庚午中で開業してから20年以上、地域医療に役立つよう地道に努力している姿を、院長はすぐそばで見てきた。自らは、甲状腺の専門医として大病院で勤務するなかで、医療を必要とする子どもたちとその家族のために役立ちたいという思いが生まれた。勤務医のままでは夢の実現は難しいと考え、両親のクリニックへ合流することを決断。地域でさまざまな患者を幅広く受け入れ、診療している。
　かかりつけ医として、患者とのコミュニケーションを大切にし、どんな悩みでも相談できる関係を築きたいと願う。「この地域で両親が広げてきた信頼の根をさらに強く、幹を太く大きく育てていきたい」。2025年2月には、障がいを持つ子どもたちのための「重症児デイサービス　大きな樹」を開設。

● 院長からのメッセージ／健康寿命を延ばすために
　健康づくりには、日頃からの適切な運動、食事、睡眠が大切なことはいうまでもありません。心の健康のため、趣味を持つこともよいでしょう。病気は早期発見が肝心です。何か気になる症状があれば、早めに診察を受けましょう。
　当院では、生活習慣病をはじめとする一般的な病気はもちろん、さまざまな症状やお困りごとの相談を承っています。漢方薬も積極的に利用しています。甲状腺疾患は専門的な治療を行っています。

副院長
川口 幸子
（かわぐち・さちこ）

● 経歴
1971年広島大学医学部卒業、広島大学第一内科入局。広島大学病院、広島三菱病院を経て、2003年正晴氏とともに川口クリニック開院。

名誉院長
川口 正晴
（かわぐち・まさはる）

● 経歴
1971年広島大学医学部卒業、広島大学第一外科入局。広島大学病院、広島三菱病院、県立広島病院、JA広島総合病院を経て、2003年幸子氏とともに川口クリニック開院。

広島市西区

精神科・心療内科・神経内科・内科

豊富な臨床経験とノウハウで、県内外の精神科医療に貢献

こころホスピタル草津

得意分野
うつ病、認知症、統合失調症、アルコール依存症など

佐藤 悟朗 院長

広島市西区草津梅が台10-1
082-277-1001

- 診療時間：9:00～12:00／13:30～17:00
  ※精神科は予約制
- 休 診 日：日曜、祝日、8/14～8/16、12/29～1/3
- 駐 車 場：あり
- スタッフ：精神科医師40人、内科医師13人、看護師356人、精神保健福祉士50人、作業療法士26人など
- 実　　績：年間初診患者数2,526人（精神科と内科、2023年度）、平均在院日数91日（2023年度）

佐藤 悟朗（さとう・ごろう）　1994年福岡大学医学部卒業。同年、広島大学医学部附属病院精神科神経科入局。慶応義塾大学病院、駒木野病院勤務を経て、1998年草津病院着任。2008年同院院長就任。2016年同院理事長就任。精神保健指定医。日本精神神経学会認定精神科専門医。認知症サポート医。

専門的治療から地域生活まで、一貫した支援体制

　同院は気分障害・ストレス関連疾患、認知症、統合失調症、近年増えているアルコール依存症などを中心に、あらゆる精神疾患に対応。専門的治療からリハビリテーション、就労や復職を含めた地域生活支援まで一貫して行っている。広島県精神科救急医療施設として、緊急治療が必要な患者を常時受け入れ可能。また広島市西部認知症疾患医療センターとして、認知症の早期発見、周辺症状の治療などにも力を入れている。

　医師をはじめ多職種の専門スタッフが連携して行う質の高い医療と支援体制が整う同院には、県内全域や近隣県から多数の患者が受診。多角的に行う診断への評価も高く、他科の医院からの紹介も多い。だが、院長は「精神科の敷居はいまだ高い。顕在化しているだけでも医療が

本当に必要な人が、一つの中学校区に5〜10人はいる」と懸念する。

2024年8月には精神科病院の閉鎖的なイメージを払拭し、地域との双方向性が保てる場として、敷地内に明るい外観の新棟をオープン。病院名も「草津病院」から「こころホスピタル草津」に変更した。新棟には、誰でも気軽に訪れ、専門資格を持つ相談員に相談できる地域支援センターを設置。地域住民が利用できる多目的ホールも備えている。

広島市西区

退院後の生活を視野に入れた短期集中治療で好実績

同院の治療方針は「どんな患者さんにも、保険診療の中で最大限の選択肢を提供する」こと。新薬や新しい治療法も積極的に導入し、患者に即した最良の治療の提供を目指している。

うつ病では、脳に磁気刺激を与えて症状を緩和するrTMS療法や、全身麻酔によるm-ECT（修正型電気けいれん療法）で効果を上げている。統合失調症では、他の薬剤で症状が改善しない場合のクロザピン治療や、通常の薬剤より再発率の低い持効性注射剤も採用している。

入院治療は、退院後の地域での生活を視野に入れ、投薬やリハビリテーションを短期集中的に行い、症状の早期安定化や生活機能の維持・回復を図っている。同院の平均在院日数は約90日で、全国平均の3分の1。退院後は関連施設でのデイケア、生活訓練プログラムなどを充実させ、地域に溶け込むための生活・就労支援にも尽力している。その一環として、新棟2階には精神科の病院として初めてローソンを設置。店員には同院の当事者7人を雇用している。

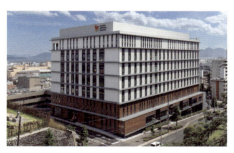

2024年に建築された、明るいイメージの新棟

> **健康寿命を延ばすために**
> 精神障害があっても地域に溶け込み、同年代の人とできるだけ近い生活を目指しましょう。薬物治療だけではなく、リハビリなどを活用して、周りの人と関わりながら生活するよう努めましょう。

広島市西区

肛門外科・消化器内科・一般内科・外科

豊富な実績をもつ、大腸肛門疾患のスペシャリスト

広島大腸肛門クリニック

中島 真太郎 院長

得意分野
大腸肛門疾患、消化器疾患、総合的な全身管理

広島市西区庚午南1-35-21
☎ 082-507-1555

- 診療時間：9:00〜12:00／14:00〜18:00
  ※午前は検査・手術が多いため、初診の方はなるべく予約して、平日午後にお越しください
- 休 診 日：木・土曜午後、日曜、祝日
- 駐 車 場：5台（ほか近隣契約駐車場あり）
- スタッフ：医師1人、看護師6人、看護助手2人、事務員3人、夜勤専属5人
- 実　　績：上部消化管内視鏡：約700件／年、下部消化管内視鏡：約1,200件／年（日帰り大腸ポリープ切除約600件）、痔疾患手術：約100件／年（日帰り含む）

中島 真太郎（なかしま・しんたろう）　1991年広島大学医学部卒業。広島大学大学院を修了後、社会保険中央総合病院・大腸肛門病センター（現 東京山手メディカルセンター）、呉市医師会病院外科・肛門科医長を経て、2007年広島大腸肛門クリニック開院。日本大腸肛門病学会認定施設。日本大腸肛門病学会認定大腸肛門病専門医・指導医、日本消化器内視鏡学会認定消化器内視鏡専門医、日本外科学会認定外科専門医、日本消化器病学会認定消化器病専門医。医学博士。

外科・内科、両領域に精通。大腸肛門疾患の治療に高い信頼

　広島県内で数少ない、日本大腸肛門病学会認定施設である。2007年の開院以来、大腸肛門疾患のスペシャリストとして、高い信頼を得ている。肛門外科のほか、消化器内科・一般内科・外科があり、消化器内科では、腹部膨満感や胸やけ、食欲不振、胃もたれ、吐き気、胃痛、腹痛、便秘、血便、下痢など胃腸疾患での来院が多い。また、胃・大腸がん検診で異常を指摘された人の内視鏡検査も行う。

　前身は、中島院長の父が開いた外科診療所。院長は、国内の大腸肛門病診療の中心的施設である社会保険中央総合病院・大腸肛門病セン

ター（現 東京山手メディカルセンター）で、肛門疾患の専門的診療と消化管の内視鏡診断・治療を学び、外科領域、内科領域のいずれにも精通している。

専門である大腸肛門疾患では、痔の治療を多く扱う。痔には主に「痔核（イボ痔）」「裂肛（切れ痔）」「痔ろう（あな痔）」の３種類があり、診察の際には、イラストなどを使って丁寧な説明を行う。院長はメスを使用せず痔核を切らないアルタ療法＊（内痔核硬化療法）の経験が豊富。また短期入院手術にも対応しており、勤務経験の長いスタッフによる行き届いた対応も、患者にとって安心だ。

＊アルタ療法：痔に直接、注射（ジオン注）を打ち、血管に炎症を起こして痔を小さくする治療法

最新の内視鏡による精密な検査で胃・大腸がんを早期発見

同院は、「胃・大腸がんで死なせたくない」というモットーのもと、早期発見が可能な消化管内視鏡検査にも力を入れている。最新の上下部内視鏡設備を完備し、胃カメラでは嘔気を軽減する経鼻内視鏡検査も可能。大腸カメラは、お腹の張りを素早く解消する炭酸ガス（二酸化炭素）送気システムも備える。鎮静剤を使用し、痛みにも極力配慮。同院のホームページには検査の説明動画があり、内視鏡検査の啓発活動に尽力している。

同院のポリシーは「一期一会」。「誠実に診療して、できるだけ原因の診断をつけるようにします」と院長。高齢患者では排便習慣の指導なども行い、便失禁や直腸脱、直腸瘤等の排便障害などに対応。また、がんの統合医療として、栄養機能食品フコイダンや水素吸入療法、プラセンタ療法も扱っている。精密な検査から治療まで一貫して行え、総合的な全身管理ができる体制だ。

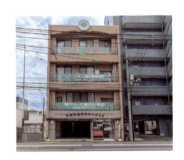

外観。1階は駐車、2階は外来、3階は病室

健康寿命を延ばすために

健康のためには普段からの気づきが重要ですが、自覚症状のない場合も多く、検査での確認も必要です。若いから大丈夫など過信・油断せず、健診等を利用して自分の健康状態を普段から把握しておくことが大切です。特にがんについては、早期発見・早期治療が基本であることは変わりません。お気軽にご相談ください。

広島市佐伯区 / 皮ふ科

患者の利便性に配慮し、よくある疾患から腫瘍まで幅広く対応

かわい皮ふ科クリニック

河合 幹雄 院長

得意分野
皮ふ腫瘍、熱傷、褥瘡など

広島市佐伯区楽々園5-9-5 3F
082-208-1611

- 診療時間：9:00～13:00／15:00～18:00（土曜は17:00まで）
- 休診日：水・日曜、祝日
- 駐車場：医療モール共同駐車場1F
- スタッフ：医師1人、看護師4人
- 実績：腫瘍、巻き爪の日帰り手術／計約400件［2024年1～12月］

河合 幹雄（かわい・みきお） 1970年生まれ、愛知県出身。1995年広島大医学部医学専門課程卒業。同大学附属病院皮膚科入局。2001年JA広島厚生連吉田総合病院皮膚科副部長、2007年マツダ病院皮膚科部長、2009年広島大学病院皮膚科助教、2018年同院診療准教授などを経て、2020年4月より現職。日本皮膚科学会認定皮膚科専門医、日本熱傷学会認定熱傷専門医。

皮ふ腫瘍や巻き爪の日帰り手術で豊富な実績

　河合院長は、広島大学病院では皮膚がんとやけどを中心に、関連病院ではアレルギー疾患を含めて軽症、重症を問わず、小児から高齢者までの幅広い皮膚疾患を25年にわたって診療した。2020年の開業後は、アトピー性皮膚炎、じんましん、水虫、ニキビ、手荒れや手湿疹、皮膚腫瘍、やけど、爪の異常、帯状疱疹、円形脱毛症などの治療に加え、皮膚腫瘍や巻き爪の日帰り手術に多く対応している。

　専門の皮膚腫瘍については、まず問診で病歴や状況を確認。そして皮膚の状態を目視したうえで、「ダーモスコピー」を使って良性、悪性を判断する。「ダーモスコピー」は、痛みを伴うことなく皮膚病変の表面を拡大して詳しく観察でき、より正確な診断が可能な機器だ。CTや

MRIによる検査が必要であれば、連携病院へ紹介する。手術が可能なケースは後日、局所麻酔下に腫瘍摘出術を実施。およそ8日後、抜糸で来院した際に組織の検査結果を伝える。

院長は看護師とともに患者の希望や生活状況の把握に努め、そのうえで「数ある治療選択肢の中で、納得のいく最善のものを提供したい」と話す。加えて、処方した薬の効果を判定する時期の目安を必ず伝え、患者の自己判断による悪化を防いでいる。

広島市佐伯区

配慮の行き届いたやさしい診療と患者の利便性を追求

院内は、待合スペースから診察室、そして直に処置室・手術室などへ移動できるよう配置されている。診療ベッドは収納式で、車イスはもとより、ストレッチャーでも移動できる。さらに、耳が遠い患者には、音声をリアルタイムに文字変換して画面に表示するAIボイス筆談機を使うなど、手助けが必要な患者に優しい診療を実践。紫外線治療は鍵付きの個室で受けることができ、プライバシーにも配慮されている。

予約は順番と時間帯の併用方式で、ウェブサイトと電話で受け付ける。会計はセミセルフレジを導入して、現金だけでなく、クレジットカードや電子マネーなどのキャッシュレス決済にも対応し、患者の利便性を図っている。

また施設の高齢者や、診療時間内の来院が難しい学生などを対象に、セミオンライン診療にも対応している。

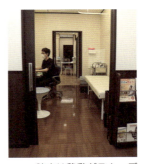
院内は移動がスムーズ

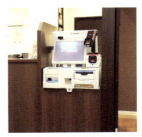
受付横のセミセルフレジ

健康寿命を延ばすために　新しい治療薬が次々と出ています。ガイドラインに基づいてアップデートされた最善の治療をきちんと受けることが大切ですから、質問や気になることがあれば気軽にご相談ください。

広島市佐伯区 / 一般歯科・口腔外科・小児歯科

できるだけ抜かないやさしい治療。なんでも相談できる歯医者

くにし歯科医院

得意分野：口腔外科、漢方治療、歯周病治療、義歯（入れ歯）、矯正歯科

國司 政則 院長

広島市佐伯区八幡東3-28-17 クロスロード4F
☎ 082-929-4500

- 診療時間：9:00～12:30／14:00～18:30（土曜は17:00まで）※要予約
- 休診日：日曜、祝日
- 駐車場：45台（共同駐車場）
- スタッフ：医師1人、歯科衛生士2人、歯科助手2人
- 主な機器：高圧蒸気滅菌器、ガス滅菌器、デジタルX線、CT、マイクロスコープ、半導体レーザー（ハード型、ソフト型）

國司 政則（くにし・まさのり）　1962年広島市生まれ。1988年広島大学歯学部卒業。同大学歯学部第一口腔外科入局。広島大学医学部・歯学部麻酔科で、全身管理の研修（半年間）も受ける。1997年同教室退局後、開院。歯学博士。

一生自分の歯で食事ができるよう、セルフケア指導に注力

　同院の診療ポリシーは「できるだけ歯を保存する治療に努めること」。「1本でも自分の歯を残して、一生自分の歯で食事をしてもらうことを目標としています」と國司院長。治療で大切にしているのは、患者の希望にできるかぎり寄り添うこと。「すべての患者さんに優しい治療」を基本にしている。

　歯周病治療は動揺（歯のぐらぐら）があっても、できるだけ歯を残す方針。歯周検査をもとに、歯科衛生士によるスケーリング（除石）とプラークコントロールなど、基本治療を中心に、セルフケアがうまくできるよう指導。TBI（ブラッシング指導）を重視し、歯ブラシ・歯間ブラシを使った際の出血の状態を確認して、出血のない状態を目標にセルフケアの確立を目指す。

　歯内療法（根の治療）では保険治療でも、マイクロスコープ（治療部位が拡大して見られる顕微鏡）で一度は状態を確認して、治療を精密に行う。

口腔外科治療を得意とし、さまざまな治療に対応

同院はむし歯、歯周病、根管(こんかん)治療、口腔(こうくう)外科、顎関節症など、さまざまな治療を行う。特に、院長は広島大学歯学部付属病院口腔外科で、口腔外科の第一人者である吉賀浩二氏に師事。難しい親知らずの抜歯や、大学病院の外来で行う一般的な小手術などにも対応。「保育園や幼稚園、小中学校から連絡がくる子どもの口腔外傷にも、緊急で対応しています」。近隣の教員や保護者に安心感を与えている。また、口腔がんでは肉眼とX線で検査・診断。疑いのある症例は広島大学病院の耳鼻咽喉科・頭頸部外科や顎・口腔外科と連携し、最善の治療ができるよう努める。

院長は開業後に、一般歯科治療、矯正歯科治療、インプラント治療等の研修会に積極的に参加。2003年からは優れた臨床研修、歯科医などの卒後教育で国内外に知られる丸茂義二氏(元日本歯科大学病院顎関節症診療センター長／現日本歯科大学名誉教授)に師事。丸茂研修会で顎関節症、咬合(こうごう)、冠(かぶせ)、歯周病(歯槽膿漏)、義歯(しそうのうろう)(総入れ歯・部分入れ歯)などの研修を約10年間東京で受けた。義歯は、金属クラスプ(金属のバネ)のないノンクラスプデンチャーを用意。咬(か)み合わせに考慮しており、使いやすいと好評だ。

また院長は、日本歯科東洋医学会常任理事として漢方にも造詣が深い。口腔外科的疾患である口内炎、難治性の口腔粘膜疾患、舌痛症(ぜっつうしょう)(舌のピリピリした痛み)、顎関節症治療などに漢方治療も行っている。

さらに、最近はきれいで美しい歯を望む需要が、年配者にも拡大。院内でのホワイトニング(オフィスホワイトニング)にも対応している。

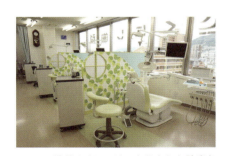

眺望のよい、ゆったりとした診療台

健康寿命を延ばすために	健康の源は、何でもよく咬めることです。そのためには、むし歯などの治療も大切ですが、日ごろの口腔ケア(ブラッシング)と医院での口腔メンテナンス(クリーニング)が大切です。

広島市佐伯区

広島市佐伯区

内科・消化器内科・糖尿病内科・呼吸器内科

消化器系疾患のエキスパート。安心して受けられる内視鏡検査

こどい内科クリニック

得意分野
消化器系疾患（内視鏡による診療など）、ピロリ菌除菌、生活習慣病

小土井 淳則　院長

🏠 広島市佐伯区八幡東2-28-54
☎ 082-928-1112

- 診療時間：9:00～12:30／15:00～18:00
- 休 診 日：土曜午後、木・日曜、祝日
- 駐 車 場：10台
- スタッフ：医師1人、看護師6人、受付3人
- 主な機器：胃内視鏡検査、大腸内視鏡検査、腹部エコー、ピロリ菌関連検査、肺機能検査、胸部X線、心電図、各種血液検査（血糖値・HbA1cの測定など）、尿検査、骨密度測定、夜間終夜モニターなど

小土井 淳則（こどい・あつのり）　1959年福山市生まれ。1986年広島大学医学部卒業。加計町国民健康保険病院（現 安芸太田病院）、広島赤十字・原爆病院、広島記念病院、広島三菱病院などを経て、2006年開院。日本消化器病学会認定消化器病専門医・指導医、日本消化器内視鏡学会認定消化器内視鏡専門医・指導医。趣味の釣り歴は50年以上。モットーは問題即解決、日々是好日。

消化器疾患などに豊富な経験と高い技術

　2006年に消化器系の疾患を専門として開業。胃・大腸内視鏡検査をはじめ、ピロリ菌の除菌、日帰りの大腸ポリープ切除なども多数手がけ、クローン病や潰瘍性大腸炎など炎症性腸疾患の診療も行う。また、糖尿病など生活習慣病の予防・治療にも積極的に取り組む。検査機器が充実しており、1泊人間ドックで行う検査はほとんど実施できる。

　小土井院長の診療ポリシーは「適切な検査や所見を根拠として正確に診断し、治療に結びつける」。例えば「胃の痛み」で受診しても、実は胃が原因でない場合も。本当の原因を確かめるためには、内視鏡や腹部エコーなどの検査を効率よく行う必要がある。院長は、消化器と消化器内視鏡の専門医として豊富な経験と高い技術をもつ。適切な検

を行い、見落としのない診断・治療につなげるよう、常に心がけている。

　診療は、あえて予約制にしていない。消化器系の病気は急に体調が変化することも多いが、そのときに予約制だと来院しにくく、特に高齢者は受診を遠慮することもある。院長は「具合が悪いときは、いつでも来院してほしい」と話し、臨機応変に対応している。

できるだけ楽に内視鏡検査を受けられるよう配慮

　胃内視鏡検査は、予約なしでも受けられ、午前中だけでなく、昼食抜きで来院すれば午後の検査も可能。「胃カメラはしんどい」と敬遠する人もいるが、同院では、できるだけ楽に検査が受けられるよう配慮している。内視鏡は、先端外径5mmの細径と9mmの精密検査用の2種類を用意。また不安を取り除くため、適量の抗不安薬や鎮痛剤などを使用した「鎮痛法」での検査も行っている。院長は消化器内視鏡指導医でもあり、同院では開業時から2024年までで19,000件以上の胃内視鏡検査を実施。「安心して検査を受けてほしい」と話す。

　大腸内視鏡検査では、検査前に腸管洗浄剤を飲んで便を出し切る必要がある。この時間をゆったりくつろいで過ごせるよう、同院では、トイレに隣接したテレビ付きの個室の検査準備室を設けている。検査は約10分程度。検査中にポリープや前がん病変・早期がんが見つかった場合は、その場で切除することもできる。

　院長は、広島大学出身で市内の各病院で勤務し、各病院との連携がスムーズ。万一入院が必要になった場合は、広島大学病院、県立広島病院、広島赤十字・原爆病院など、希望する病院への紹介入院も可能だ。

広島市佐伯区

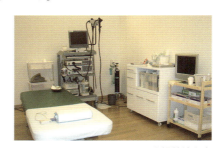

内視鏡検査室

健康寿命を延ばすために　健康寿命を延ばすためには、症状が出る前にがんや生活習慣病を早期発見・治療することが大事です。検診を定期的に受け、異常があれば、症状がないからといって放置せず、必ず受診するようにしましょう。

広島市佐伯区　一般歯科・小児歯科

誠意ある対応で、お口の健康維持を全力サポート

さくらい歯科クリニック

得意分野
予防歯科、矯正歯科、インプラント、ホワイトニング、入れ歯、審美歯科

櫻井 宏樹 院長

広島市佐伯区八幡東4-32-2
082-929-6480

- 診療時間：9:00～12:30／14:30～18:30（土曜は14:00～16:30）
- 休 診 日：水・日曜、祝日
- 駐 車 場：10台
- スタッフ：医師3人、歯科衛生士5人、歯科助手1人、受付1人
- 主な機器：歯科用CT、デジタルX線画像解析システム、マイクロスコープ、レーザー、EO水（電解酸性機能水）、オートクレーブ、高温オイル滅菌器、AED

櫻井 宏樹（さくらい・ひろき）　1971年広島市生まれ。1998年広島大学歯学部卒業。開業医勤務を経て、2002年さくらい歯科クリニック開院。

治療と予防歯科をフロアで分離。最新のメンテナンスを提供

　同院のモットーは、「温もりの医療をあなたに——」。患者が歯科へ抱く苦手意識を考慮して、院内はカラーコーディネーターによる「人が落ち着く色調」で統一。治療をいきなり始めず、患者の本当の希望、「心の声」を聴くスタンスを院内で共有している。

　2階建ての広いフロアは、治療と予防歯科（メンテナンス）に完全分離。1階は治療がメインで、半個室の治療台（4台）では口内画像やX線画像がモニターで確認できる。痛みが少なく効率よく治療ができる最新式ハードレーザーなどを導入。EO水（電解酸性機能水）による消毒システムなどで、感染対策も徹底している。

　2階の予防歯科専用治療台（4台）では、院内で行う「プロケア」で、さまざまなメンテナンスが受けられる。1か月に来院する患者の約半

数は受けるという予防メニューは、歯周検査や歯石除去、定期的なフッ素塗布、歯磨き指導、PMTC（専用の機器を使ったクリーニング）、レーザー虫歯診断、カリエスリスクテスト（唾液検査）など。患者ごとに特定の歯科衛生士が担当し、信頼関係を築いて、きめ細やかな管理を行う。

「国策で予防歯科に取り組み、多くの人が自分の歯で一生食べることに成功している国もあります」と、予防歯科に力を入れる櫻井院長。同院の歯科衛生士は勉強会に積極的に参加し、衛生士の第一人者を招いてセミナーも実施。最新の高レベルな予防歯科は、都市部から来た転勤族にも人気だ。もちろん、治療とメンテナンスは並行して受けられる。

実体験に基づく、患者に寄り添うインプラント

インプラント治療も評判が高い。「私の奥歯の歯の根が折れていて、残念ながら抜歯となり、インプラント治療を行いました」と院長。ほかの歯を削らずに済み、噛む機能や審美的にも優れており、半永久的な耐久性から選択したそうだ。院長の実体験に基づくケアの仕方や定期検診など、患者に寄り添った診療を行っている。院長は20年以上のインプラント治療の実績があり、最新情報や技術習得のための勉強会に通うなど、常に研鑽を積んでいる。

需要が高まるホワイトニングは専用個室を用意し、静かな環境で快適にメニューが受けられる。ホワイトニング先進国のアメリカが主流としているデュアルホワイトニングを主に採用。自宅でのケアとクリニックでのケアを併用する方法で、単独で行うよりも高い効果を得ることが期待できる。

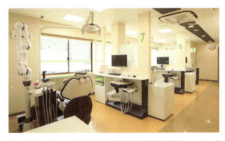

ゆったりとした広い院内（2階の予防歯科コーナー）

> **健康寿命を延ばすために**
> 歯科治療は「早期発見、早期治療」から「お口の健康な状態をつくり、維持すること」へと変わろうとしています。この健康維持のお手伝いが私たち歯科医療に携わる者の最大の使命と考えています。

広島市佐伯区

広島市佐伯区　画像診断・消化器内科・呼吸器内科

がんの診断と、専門性にとらわれない診療で定評

セントラルクリニック

得意分野
CT診断、上下部内視鏡検査、各種呼吸器機能検査

藤川 光一　院長

🏠 広島市佐伯区五日市駅前3-5-16
☎ **082-923-1117**

- 🕐 診療時間：9:00～12:30／14:30～18:00（月・火・木・金曜）
　　　　　　9:00～12:30／13:30～17:00（土曜）
- 休 診 日：水・日曜、祝日
- 駐 車 場：12台（薬局共用分を含む）
- スタッフ：医師4人、看護師6人、診療放射線技師1人、事務・秘書ほか6人
- 主な機器：X線CT、FPD-X線撮影装置、胃・大腸内視鏡、超音波診断装置、各種呼吸機能検査機器、骨塩定量（骨密度）測定装置

藤川 光一（ふじかわ・こういち）　1977年広島大学医学部卒業。1978年広島赤十字・原爆病院。1984年広島鉄道病院放射線科医長。1988年広島大学医学部講師。1991年JA広島総合病院画像診断部主任部長、2004年同院副院長、2008年同院病院長補佐。2012年セントラルクリニック顧問、2019年より現職。日本医学放射線学会認定放射線科専門医。医学博士。

充実した診療体制と検査装置で、幅広い分野に対応

　同院には藤川院長を含む2人の日本医学放射線学会認定放射線科専門医（放射線診断専門医）と2人の日本内科学会認定総合内科専門医（それぞれ消化器内視鏡領域と呼吸器内科領域に高度の専門性を持つ）の計4人の医師が在籍。X線CT、胃・大腸内視鏡検査、超音波検査、各種呼吸器機能検査、骨塩定量検査などを駆使した総合的な診療を行っている。

　特にX線CTと内視鏡検査については実績が高く評価され、広島市のみならず廿日市市や大竹市など約140の病院・医院や健・検診施設などから、年間2,000件を超える精密検査依頼を受け、地域の検査センター的な役割も果たしている。

　同院のモットーは「直接来院する患者さんや他院からの紹介で受診

する患者さんを、可能な限り全科的に診療すること」。質の高い医療を実現するため、4人の専門医が日々のカンファレンスで緊密に連携し、幅広い領域の診療を提供している。「特にX線CT診断では、患者さんの訴えや紹介元医療機関の依頼内容にとらわれず、あらゆる領域の異常を発見するように心がけています」と院長。豊富な臨床経験に基づいた確固たる診療姿勢により、思いがけない病変が見つかることも少なくない。

とりわけがんについては、年間に同院で新たに診断される300件を超える症例のうち、かなりの件数が当初検査目的とした部位や臓器以外から発見されているという。同院ではこの経験を踏まえ、すべての患者に対して、わが国の死因第1位であるがんの早期発見に注力した診療を実践している。

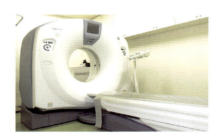

被曝量を抑え、数秒間で1,000枚以上の画像を撮影できる高性能X線CT

広島市佐伯区

的確な診断に基づいた説明と治療を実践

同院を直接受診する患者の中には、「症状があるが、どの診療科を受診したらよいかわからない」、「いくつかの医療機関を受診したが、症状の原因がはっきりしない」などの不安を訴える人も少なくない。このような症例に対しても、臓器に偏らない全科的な診察と適切な検査を実施し、可能な限り診断を明確にすることを目指している。院長は、「患者さんに対しては、検査で得られた客観的なデータに基づいた充分な説明を行います。そのうえで、最適な治療を提案・提供するよう努めています」と話す。

診断や治療に困難を伴うようなケースや急を要するケースについては、基幹病院や地域の専門医などと密に連携し、遅滞なく対処している。

健康寿命を延ばすために　わが国では2人に1人ががんにかかり、3人に1人ががんで死亡するといわれています。がんを早期に発見し、治療することが長寿の最低条件です。体調に異変や不安を感じたら、積極的に検査を受けましょう。

広島市佐伯区

一般内科・消化器内科・肝臓内科・訪問診療 など

地域に寄り添う、信頼される「町医者」

たかいしクリニック

得意分野
肝臓内科

髙石 英樹 院長

広島市佐伯区坪井1-21-43
082-943-7307

- 診療時間：9:00～12:30（12:00受付終了）／15:00～18:00
- 休診日：木・土曜午後、日曜、祝日
- 駐車場：10台（第一駐車場8台、第二駐車場2台）
- スタッフ：医師2人（うち非常勤1人）、看護師7人
- 実績：外来患者数延べ800人、訪問診療約80人（診療回数約270回）／月平均

髙石 英樹（たかいし・ひでき） 1965年広島市出身。1991年宮崎医科大学（現 宮崎大学医学部）卒業。広島大学病院や国立病院機構呉医療センターを経て、広島大学大学院にて肝がんに関する研究で2000年に学位を取得。八千代病院を経て、2006年に開院。日本消化器病学会認定消化器病専門医、日本消化器内視鏡学会認定消化器内視鏡専門医。

地域医療を支えるため、訪問診療にも注力

広島大学病院で肝臓がん・ウイルス性肝炎の研究に打ち込んだ髙石院長は、肝機能障害・慢性胃炎・便秘症といった消化器疾患はもとより、地域の「かかりつけ医」として、風邪や発熱、高血圧、高脂血症、糖尿病など、多岐にわたる一般内科疾患も幅広く診療している。

「生まれ育った地で、地域医療を支えて恩返ししたい」と院長。開業時から外来だけでなく、訪問診療にも懸命に取り組む。通院が難しい患者の自宅や高齢者施設の入居者など、佐伯区内の約80人を月3回ほど訪問診療するほか、「不安定な状態の人は夜間・休日にも様子を見に行きます」。1か月の診療回数は往診も含め、約270回に及ぶ。子どもの風邪から高齢者の看取りまで、地域に寄り添う「町医者」だ。

広島市佐伯区

　消化器内科を選んだのは「子どもの頃からお腹が弱いから」と、院長は笑う。シクシク、キリキリ、チクチク、鈍痛など、さまざまな表現をされる症状について、自身の経験から「患者さんの痛みが手に取るようにわかります」と話す。薬剤についても「たいてい服用した経験がある」ため、長所も短所も深く理解する「患者に近い医療人」を感じさせる。

一人ひとりに寄り添う細やかな診療。認知症にも対応

　同院では、生活習慣病の予防や治療後のケアとして、食事療法を行っている。患者の生活スタイルや家族構成なども考慮し、減塩や低脂肪、鉄分の補給、適切なカロリー、栄養バランスなど一人ひとりに合うメニューを、栄養士が使う資料なども駆使して提案する。

　中高年以降の男性患者には、「どうしてもビールを飲んじゃう人が多いから」と、痛風にならないようノンアルコールも含め、商品ごとのプリン体含有量が記載された資料を渡すなど、わかりやすい説明に努めている。

　地域柄、高齢の患者が多いため、腰痛や肩こりの電気治療も手がけるほか、認知症や不眠症などの精神科領域は、妹で心療内科医の髙石淳子医師が、水曜の午前中に診療。さらに、発熱外来は2階、一般外来は1階と、完全に分けられている点も安心だ。

　診療に飛び回る院長の息抜きは、趣味のフラワーアレンジメントやコーヒーの自家焙煎。美術への造詣も深く、院内には日本画家・小倉遊亀や洋画家・長船善祐の作品が飾られている。

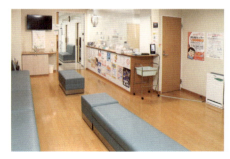

明るい雰囲気の待合室

> **健康寿命を延ばすために**
> ストレスの多い社会を、いかに楽しく過ごすかが大切です。食事、運動、睡眠、趣味など、できるだけ充実した生活を送ることで、健康寿命を延ばしましょう。

広島市佐伯区 / 内科

中村内科医院

訪問診療や鍼灸院の併設、幅広い取り組みで地域医療を支える

得意分野　一般内科、消化器内科、訪問診療

中村 真也 院長　中村 友里 医師

広島市佐伯区美鈴が丘西1-1-1
082-928-2864

- 診療時間：9:00～12:30／15:00～18:00
- 休診日：水・土曜午後、日曜、祝日
- 駐車場：8台
- スタッフ：医師3人、看護師9人、鍼灸・あん摩・マッサージ師3人、事務6人、薬剤師1人
- 実績：1日平均外来患者数80人、内視鏡検査491件（胃367・大腸124）［2023年度］

中村 真也（なかむら・しんや）　1977年広島県出身。2006年福岡大学医学部卒業。広島記念病院などでの研修を経て、広島共立病院などで勤務。2016年1月より現職。日本消化器病学会認定消化器病専門医、日本医師会認定産業医・健康スポーツ医。

中村 友里（なかむら・ゆり）　1981年広島県出身。2007東京女子医科大学医学部卒業。同大学附属青山病院などに勤務。2019年3月より現職。日本内科学会認定総合内科専門医、日本消化器病学会認定消化器病専門医、日本消化器内視鏡学会認定消化器内視鏡専門医、日本肝臓学会認定肝臓病専門医、日本医師会認定産業医。

通院の負担を軽減、気軽に相談できるプライマリケア

　広島市の中でも、古くからの住宅団地である美鈴が丘。同院は、1986年に真也院長の父・中村充宏理事長が開業。2016年から真也院長が引き継ぎ、地域医療を支えている。「遠くの病院（広島市や五日市中心部）に行く負担をなくし、安心感のあるクリニックを目指しています」と院長。

　訪問診療にも対応。約9割が元通院患者で、慣れ親しんだかかりつけ医が自宅に来る安心感が評判だ。機能強化型在宅療養支援診療所（厚生労働省認可）として、24時間365日往診可能な体制が整う。院長

は総合病院の医長を務めた経験から、消化器病・消化管病の専門医として深い見識を持つ。また、地域の人々が全身の不調など何でも気軽に相談できるプライマリケア*や、日常での健康増進に力を入れている。医療に対する不満や不安などを聞き、個人のニーズに丁寧に応える。

*プライマリケア：患者の心身を多角的・総合的に診る診療

広島市佐伯区

検査メニューが充実、鍼灸院の併設やジムとの連携も

　診療は風邪やインフルエンザ、花粉症、アレルギー、喘息（ぜんそく）など内科一般。生活習慣病や慢性疾患の貧血、高血圧、脂質異常症、糖尿病、高尿酸血症などの診断・治療・管理でも相談にのってくれる。定期検診、がん検診、予防接種などにも力を入れ、早期発見・早期治療で健康をサポート。X線、血液検査のほか、体成分分析装置もある。院長とともに診療・検査を行う友里医師は、総合病院等で勤務し実績豊富な、消化器病・肝臓病などの専門医。女性からは悩みが話しやすいと評判だ。

　待合室のオリーブ色の壁紙（看護師の制服も同色）やゆったりとしたソファが、明るく穏やかな雰囲気。県内でも珍しい試みが、鍼灸院（しんきゅういん）（オリーブ鍼灸整骨院）の併設だ。国家資格を持つ鍼灸・あん摩・マッサージ師が、肩こり・腰痛・頭痛などの施術を保険適用で行っている。また団地商店街にあるフィットネスジム（THE GOOD GYM）と連携し、病気・ケガの予防や健康増進をサポート。

　将来的には院内に他科を招き、高齢者のさらなる通院の負担を減らすことが目標。自宅に引きこもりがちな高齢者に、「人と会話して楽しく過ごせる場所をつくり、認知症予防にも役立てられれば」と院長は考えている。

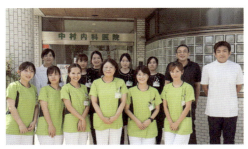

通院が楽しみになる、明るい雰囲気のスタッフと院内

健康寿命を延ばすために　人と関わり、物事を追求することが重要です。「家族や友人と外出し、おいしいものを食べ、遊びや喜びを発見する」。足腰を鍛え、陽に当たり、四季を感じることに努めましょう。

広島市佐伯区　精神科

専門チームのきめ細やかなケアで「幸齢社会」の実現へ

ナカムラ病院

得意分野
認知症（アルツハイマー型、血管型、レビー小体型ほか）

塚野 健 院長　中村 友美 理事長

広島市佐伯区坪井3-818-1
☎ 082-923-8333

- 診療時間：9:00～12:00（外来は原則予約制）
- 休 診 日：土・日曜、祝日
- 駐 車 場：約40台
- スタッフ：精神科医（精神保健指定医）5人、内科医5人、整形外科医1人、歯科医1人
- 施　　設：ナカムラ病院（療養病棟50床、認知症治療病棟210床、重度認知症患者デイ・ケア定員25人）、介護老人保健施設まいえ入所（短期入所）96床、介護医療院ひいろ150床、グループホームつぼい定員9人

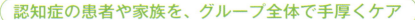

認知症の患者や家族を、グループ全体で手厚くケア

　高齢化時代に先駆け、1978年に開設された高齢者専門の病院だ。1982年に認知症専門の精神科病棟を開設した後、1991年の医療法人化に伴い、高齢者が安心して人生を幸福に送る「幸齢社会」というコンセプトを創出。高齢者の精神、身体疾患に対応し、一般の医療機関や介護施設、自宅でのケアが困難な人を多く受け入れている。

　精神科に加え、内科、歯科を併設。認知症とともに糖尿病や肺炎、がんなどの身体合併症があるケースへの対応はもとより、骨粗しょう症や転倒の予防、オーラルフレイル対策として口腔ケアや嚥下トレーニングなど、身体的介護の予防にも力を注ぐ。

　「人として尊重し、患者さんやご家族の希望や悩みを聞いて共有するとともに、笑顔で接する」という信条のもと、早期にACP（アドバンス・ケア・プランニング）を実施。ACPは、将来希望する医療やケア、人生観、大切にしたいことなどを、患者本人が医師や家族らと話し合い、共有する取り組み。同院では医師はもとより、看護師や介護師、リハ

ビリ相談員、臨床心理士が常にチームで関わる。

　また、介護する家族のサポートにも取り組む。症状の特徴を伝えて適切な介護法を指導。支える人たちが認知症を理解することで関わり方が変わり、暴言や暴力、被害妄想、徘徊(はいかい)といった行動心理症状「BPSD」を、できるだけ起こさないよう支援する。さらに、家族や介護者の休養のための「レスパイト入院」も受け入れている。

　医療法人ピーアイエーグループは同院をはじめ、長期療養が必要な患者を医療と介護の両面で支え、看取りにも対応する介護医療院「ひいろ」や、介護老人保健施設「まいえ」、グループホーム「つぼい」などを運営。さらに、関連施設の特別養護老人ホーム「陽光の家」や、ショートステイ、デイサービスなどの事業もあり、高齢者が地域で安心して暮らしていくための受け皿となっている。

広島市佐伯区

新しい治療や技術などを積極的に活用

　アルツハイマー病の進行を抑える治療薬「レカネマブ」や「ドナネマブ」が保険適用となり、注目されている。投与を受けられるのは、軽度認知障害や早期の認知症と診断されたケースだ。同院は「レカネマブ」フォローアップ施設として、治療の導入をサポート。「認知症かも」「できるなら試したい」といった要望のある人は、同院の物忘れ（認知症）外来を受診し、「投与が適切」と判断されれば、投与可能な医療機関を紹介してもらえる。初回投与から6か月以降は、同院で2週間に一度、点滴で投与する。

　すでに進行しているケースでは、症状改善薬を処方。精神症状の強

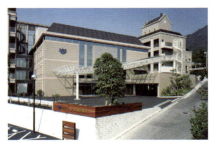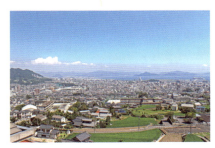

外観（左）。屋上からは広島湾を望む大パノラマが楽しめる（右）

広島市佐伯区 精神科

い患者に向精神薬による薬物療法ができるのも同院の強みだ。精神科医のほか、精神科認定看護師や認知症ケア専門士、臨床心理士など、経験豊富なスタッフが適切な治療とケアを提供する。

最新の医療技術も活用している。VR（仮想現実）を使い、視線の動きから認知機能の状態を把握する「認知機能セルフチェッカー」のほか、ベッドマットレスの下に敷くセンサーを通じて睡眠の状態を測る機器「眠りSCAN（スキャン）」で患者の睡眠や覚醒、起き上がり、離床といった状態の把握に加え、呼吸数や心拍数をリアルタイムで捉える。移乗サポートロボット「Hug（ハグ）」も導入し、患者へ安心感を提供するとともに、スタッフの負担も軽減している。

地域に出向き、安心できる環境づくりに貢献

認知症をより深く理解するための取り組みとして、地域の公民館などに出向き、「認知症カフェ」を毎月開いている。医療、介護、福祉の専門家による講話をはじめ、当事者や家族の話、予防体操やレクリエーションなど、地域住民と交流して認知症への理解を促進するとともに、個別の相談にも応じる。

さらに、行政と連携し、認知症初期集中支援事業にも取り組む。認知症の疑いがあっても適切な医療や介護を受けることができていないなど、個々のケースに応じて、医師や看護師、精神保健福祉士、社会福祉士、作業療法士、臨床心理士などで構成する専門家チームが家庭を訪問し、医療や介護のサービス利用を支援する。

医療サイドが病院で待つだけでなく、地域に出向き、誰もが安心して年齢を重ねていける環境づくりに貢献している。

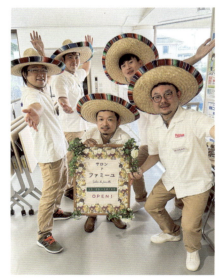

スタッフにより構成された「ピアボーイズ」による予防体操も

広島市佐伯区

院長
塚野 健（つかの・けん）

PROFILE

●経歴・資格
1958年広島市生まれ。1987年広島大学医学部卒業。広島大学医学部付属病院、県立広島病院、加計町国民健康保険病院（現 安芸太田病院）精神科医長、医療法人恵宣会竹原病院院長などを経て、2010年より現職。日本精神神経学会認定精神科専門医。

●趣味	●モットー
ゴルフ、読書、映画鑑賞	患者と家族に寄り添う

理事長
中村 友美（なかむら・ともみ）

PROFILE

●経歴・資格
東邦大学医学部卒業。2017年より現職。

●趣味	●モットー
読書、演劇鑑賞	周りを幸せにしたいなら、まずは自分自身を大切にしよう！

医師
梶川 広樹（かじかわ・ひろき）

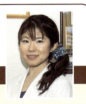

PROFILE

●経歴・資格
1970年生まれ。安芸郡府中町出身。1997年広島大学医学部卒業。広島大学附属病院、加計町国民健康保険病院（現 安芸太田病院）、府中みくまり病院、リフレまえだ病院、なごみクリニックを経て、2017年よりナカムラ病院。日本精神神経学会認定精神科専門医。

●趣味	●モットー
音楽、スポーツ観戦。音楽は鑑賞だけでなく、ギター演奏や作詞作曲も手がける。	今を楽しみ、ゆったりと生きる

●病院からのメッセージ／健康寿命を延ばすために
　バランスのとれた食事と十分な睡眠、適度な運動が健康な生活を送るための基本です。生活習慣病のコントロールを心がけ、趣味や人との交流など、自分なりの楽しみ、夢中になれることを大事にして生きていくことが健康寿命の延伸につながります。

広島市佐伯区 眼科

経験・実績の豊富な網膜治療のエキスパート

やまね眼科

得意分野
網膜剥離や加齢黄斑変性などの網膜疾患治療

山根 健 院長

🏠 広島市佐伯区旭園4-27
☎ 082-923-1146

- 🕐 診療時間：9:30～12:30／15:00～18:00
- 休診日：土曜午後、日曜、祝日　※火・木曜の午後は手術
- 駐車場：26台
- スタッフ：医師2人、看護師5人、視能訓練士4人
- 実　　績：白内障手術953件、硝子体手術256件、その他（翼状片手術など）34件、抗VEGF注射985件［いずれも2023年1～12月］

充実した検査機器で、迅速かつ正確な診断

　山根院長は、広島大学病院や県立広島病院などで、20年以上にわたって網膜疾患の治療を手がけてきたエキスパートだ。2017年の開業後は、網膜疾患はもとより、中高年の失明原因の第1位である緑内障や、80歳代でほぼ全員が発症する白内障のほか、視力低下や眼精疲労といった、眼科の一般治療に幅広く対応している。

　「早く正確に診察、診断して、できるだけ早く治療する」という信条のもと、大学病院と同等レベルの検査機器を揃える。なかでも網膜関連は、眼底の血流の状態を写し出す新しい検査機器を2台完備。「OCTアンギオグラフィー（OCTA）」（光干渉断層計を用いた検査）で網膜全体や、網膜の中心部にある黄斑の血管の状態を、造影剤なしで体へ

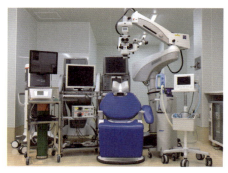

大学病院と同等の医療機器が揃う

の負担なく評価でき、従来の造影剤を用いる検査「蛍光眼底造影」のデメリットであるアナフィラキシーショックの心配を払拭している。

さらに、「糖尿病網膜症」など網膜全体に関わる疾患では、広範囲を撮影できるOCTAを活用し、1回の検査で広く、かつ速く撮影するなど、患者の負担が少ない検査に尽力する。

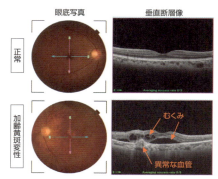

OCT画像：加齢黄斑変性になると、網膜の下に異常な血管が発生し、血液成分が染み出して出血やむくみを生じるため、網膜が盛り上がる

高齢化や生活習慣の欧米化で「加齢黄斑変性」が急増

高齢者の眼の病気は白内障や緑内障が多いが、高齢化の進展や生活習慣の欧米化に伴って増加している疾患の1つが加齢黄斑変性で、国内の失明原因の第4位となっている。

「加齢黄斑変性」は、物の形や色、大きさなどを見分ける重要な機能を持つ黄斑部に異常が生じる病気だ。日本人に多い「滲出型」では、加齢によって黄斑に老廃物が溜まり、組織や血管がダメージを受け、新たなもろい血管が発生する。血液や血液の成分が漏れやすいため、黄斑にむくみや出血を生じる。その結果、視野が欠けたり、ゆがみを生じたり、視界の中心が黒く見えたりするようになる。片目ずつ進行するのも特徴で、症状が出ていないほうの目が見え方を補うため自覚しにくく、見過ごされてしまうことも多い。進行すると、メガネでも矯正できないほどの視力低下が起き、日常生活に支障をきたしてしまう。

治療は、抗VEGF薬の硝子体内注射がメインだ。4週間ごとに3回行い、間を空けて、必要に応じて継続していく。脳梗塞や心筋梗塞などを発症したことのある人は注意が必要なため、「全身的な病気の有無を考慮したうえで、患者さんとよく相談してから慎重に決めます」と、院長は話す。

注射で効果がないケースでは、光線力学的療法（PDT）が選択肢となる。PDT機器を備えるクリニックは少なく、他院からの紹介患者も

少なくない。いずれも局所麻酔下で実施するので、痛みはそれほど感じない。そのほか、初期の加齢黄斑変性に対して予防効果が認められるサプリメントなども取り扱っている。

　また、30～50歳代の働き盛りの男性に多く発症する「中心性漿液性脈絡網膜症(ちゅうしんせいしょうえきせいみゃくらくもうまくしょう)」は、経過観察で治癒するケースがほとんどだが、改善が見られない場合、「PDTによる治療がよく効く」とのことで、保険適用外になるが、患者の希望があれば対応している。

医師2人体制で、緊急手術にも対応

　放っておくと1、2週間で失明に至ることもある網膜剥離(もうまくはくり)は、早期の手術が必要だ。同院は、院長と平田潤子副院長の医師2人体制で、火・木曜の手術日でなくても、緊急手術に対応している。

　副院長も院長同様、網膜疾患が専門。同院を頼り、佐伯区や廿日市市をはじめ、大竹市や岩国市の眼科クリニックから患者を紹介されるケースも多い。2人の専門医が相談しながら治療を進めるほか、JR五日市駅や広電五日市駅から徒歩2分という立地も、目の病気で通院に不安を抱える患者に利便性が高い。さらに、看護師や視能訓練士など長く勤務しているスタッフが多く、患者にとって心強く、安心できる。

　診察室には患者用のモニターが設置され、検査画像を見ながら詳しい説明を受けることができる。「データをすべて見せ、理解、納得して治療に臨んでもらうようにしています」と院長。緑内障や加齢黄斑変性といった疾患は、治療によって元の状態に戻ることはなく、長く治療を継続しなければならない。「効果を自覚しづらくても、検査画像を見れば改善していることがわかります。治療に前向きになってもらい、継続できるよう工夫しています」と、患者に寄り添う姿勢で診療を行っている。

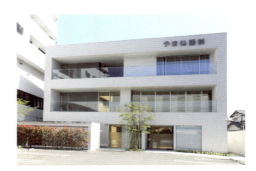

外観。JRや広電の駅に近く、利便性が高い立地

広島市佐伯区

院長
山根 健
（やまね・けん）

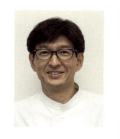

PROFILE

●経歴・資格
1971年広島市出身。1995年関西医科大学卒業。広島大学医学部附属病院に研修医として入職。県立広島病院、中電病院、北九州総合病院、広島大学医学部附属病院などを経て、2004年広島大学病院に助手として入職。2007年同院診療講師、2011年同院講師を務めた後、2017年11月に開業し、現職。日本眼科学会認定眼科専門医。

●趣味
スポーツ観戦、ペットの飼育

●院長の横顔
　歯科医師の両親が患者や地域住民に感謝されている姿を、幼少期から見て育ち、自然と医療への道を志した。眼科医になったのは、顕微鏡下の手術への関心に加え、「診断から治療まで、すべてに関わることができる点に魅力を感じたから」と、強い責任感をにじませる。
　「目は、外の世界のたくさんの情報が入ってくるところ。眼科医として多くの人を幸せにしたい」と語る眼差しは、人への優しさと仕事に対する誇りを感じさせる。
　犬やメダカのほか、トカゲやカエルを飼育したこともある、動物好きの一面も。

●院長からのメッセージ／健康寿命を延ばすために
　目の健康を保つことは、体の健康寿命を保つことにつながります。日本眼科学会や日本眼科医会などでつくる「日本眼科啓発会議」が、加齢による目の健康状態の低下を「アイフレイル」と定義して、注意を呼びかけています。
　同会議のウェブサイトにチェックリストが掲載されています。早期にわかれば、適切な予防や治療が可能となり、進行を遅らせたり、症状を緩和させたりできます。気になることがあれば、年齢のせいだろう……などと放っておかずに、眼科で検査を受けてください。

日本眼科啓発会議
アイフレイル啓発公式サイト

廿日市市串戸

一般歯科・歯科口腔外科

口腔外科治療から歯周病予防まで、健康な歯を長く残すために

奥井歯科医院

得意分野
歯周病、歯内療法、インプラント、口腔外科、予防歯科

奥井 岳 院長　**奥井 寛** 医師

🏠 廿日市市串戸2-16-2
☎ 0829-32-8188

- 診療時間：9:00～13:00／14:30～19:00
  （土曜は9:00～17:00）
- 休 診 日：日曜、祝日
- 駐 車 場：14台
- スタッフ：歯科医師4人（代診含む）、歯科衛生士8人、受付2人、歯科助手1人
- 実　　績：患者数70～80人（1日平均）
- 主な機器：高圧蒸気滅菌器、デジタルX線、CT、レーザー、ガス滅菌器、酸素吸入器、血液検査機、バイタルモニター

広島県歯科医師会
ホームページ

奥井 岳（おくい・がく）　1980年広島市生まれ。2007年福岡歯科大学卒業。2012年広島大学大学院医歯薬学総合研究科（口腔外科学教室）修了。同大学口腔顎顔面再建外科などで研修。2010年奥井歯科医院着任。2015年より副院長、2023年院長に就任。歯学博士。

奥井 寛（おくい・かん）　1948年兵庫県洲本市生まれ。1972年大阪歯科大学卒業。大阪大学歯学部第一口腔外科副手、広島大学歯学部第二口腔外科助手などを経て、1987年奥井歯科医院開院。歯学博士。

口腔外科治療に精通した診療体制

　口腔外科(こうくう)を得意とする医師が3人も勤務する一般歯科医院は、全国でも貴重。歯と歯ぐき周辺の膿(うみ)や腫れを伴う疾患（歯根嚢胞(しこんのうほう)、歯肉(しにく)膿瘍(のうよう)、歯槽骨(しそうこつ)周囲の膿瘍など）の手術に必要な最新の機器が揃い、他院からも多数の紹介を受ける。歯内療法（根管治療）にも定評がある。

　岳院長は2010～2023年まで、JA広島総合病院（同院から徒歩5分）の歯科口腔外科で非常勤歯科医を兼任し、連携が深い。そこでは、一般歯科医院での治療が困難な智歯(ちし)（親知らず）の抜歯や骨折などの

外傷、囊胞、腫瘍等の手術、口腔感染症や全身疾患を持つ患者を治療し、経験も豊富だ。

　治療にあたり大切にしているのは、「治療の痛みが少ないこと（低侵襲）と、患者さんの話をよく聞くこと」と院長。問診専用ルームはないが、問診時間を設け、大型モニターにX線画像を映し出し、丁寧に症状や治療法を説明する。患者の希望を第一に、歯を長く健康な状態で残すことに力を注いでいる。

廿日市市串戸

歯周病治療・予防歯科のほか、口周りなどの違和感にも対応

　歯周病治療は、血糖値の改善に効果があるとされる。同院は生活習慣病に関連する歯周病を早期発見するための節目検診（成人対象）や予防・定期検診の受診患者も多く、地域の信頼が厚い。歯周病治療にも定評があり、検診で見つかった疾患の治療もスムーズだ。進行した歯周病には、切除療法や再生治療など、歯周外科治療を行えるのも同院の強み。予防歯科専門の医師もおり、治療後の歯や歯ぐきの健康を保ちたいというニーズにも応えている。

　全身疾患などでは血液検査を行い、体の状態を精密に把握したうえでの、包括的歯科診療を心がける。この姿勢は院内全体で共有されており、持病などを考慮した診療への安心感と通院のしやすさで、高齢者の支持も高い。

　また同院は、口周りや顔の違和感にも対応し、顎関節症では、痛みの場所や程度から原因を追究して、治療（マウスピース装着など）。ほかにも顔の痛みから三叉神経痛や帯状疱疹などを疑い、脳神経外科・耳鼻科等、他科へ紹介し、連携した治療を行っている。

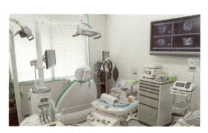

大型モニターなどを完備した診療台7台を用意

健康寿命を延ばすために　お口の中にできる囊胞や腫瘍は、症状なく進行していくものもあります。虫歯や歯周病も初期では症状がないことがほとんど。痛くなってから歯医者を受診するのではなく、定期的な検診をお勧めします。

廿日市市大野中央　内科・外科・血管外科

地域に寄り添う医療と下肢静脈瘤の日帰り手術に定評

くろさきクリニック

得意分野
下肢静脈瘤の治療と日帰り手術

黒崎 達也 院長

廿日市市大野中央5-1-43
大野メディカルビル3F
☎ 0829-30-6805

- 診療時間：9：00～12：30（土曜は13：30まで）／15：00～18：00（月曜は19：00まで）
- 休 診 日：木曜、土曜午後、日曜、祝日
- 駐 車 場：ウォンツとの共用駐車場多数あり
- スタッフ：医師1人、看護師4人、事務4人
- 実　　績：下肢静脈瘤日帰り手術／年間40～50件

日帰り手術も可能な、専門性を生かした下肢静脈瘤の治療

　黒崎院長は内科、外科に広く対応しているが、得意とするのは血管外科で、主に下肢静脈瘤の治療と日帰り手術を行っている。血管に関わる深部静脈血栓症、閉塞性動脈硬化症、リンパ浮腫などにも対応し、広島市、呉市、東広島市など遠方からも患者が来院する。

　下肢静脈瘤は、足の静脈の弁が機能不全になり血液が逆流・滞留し、足の血管がコブのように膨れてしまう病気だ。放置しても命に関わることはないが、見た目の問題だけでなく、足の疲れやすさ、痛みや重だ

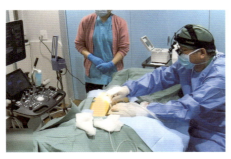
手術（レーザー治療）の様子

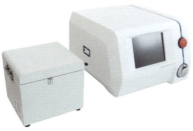
下肢静脈瘤治療用レーザー装置

るさ、こむら返り（足のつり）などの症状を引き起こすことがあり、生活の質が落ちる。「それが常態になると、病気に気づかない人も多いんです」と、院長。立ち仕事、遺伝的要因、出産経験の多さなどがリスク要因とされ、高齢者と女性に多い。高齢女性の約4割に見られ、そのうちの3割程度が重症で、手術適応となる。

下肢静脈瘤の手術方法は、かつてはストリッピング手術が主流だった。これは、下肢静脈瘤の原因となる血液の逆流が起きている静脈を引き抜いてしまう手術で、体への負担が大きく、入院が必要だった。

現在は、レーザー治療（血管内焼灼術）が標準だ。これはカテーテルという細い管を静脈の中に挿入し、静脈を内側からレーザーで焼いて血管を塞ぐ治療方法。手術時間は約1時間で、術後は歩いて帰宅でき、翌日から普通に仕事ができる。焼いて塞がれた静脈は次第に細くなり、血液が流れなくなるので下肢静脈瘤が改善する。「再発率も低く、局所麻酔で体への負担の少ない治療方法です」

院長はこのレーザー治療を得意とし、使用する下肢静脈瘤治療用レーザー装置は、院長自身が広島大学で研究・開発したものだ。2015年に開発に着手し、2019年に承認された。このレーザー装置は海外製品と異なり、日本語表示の大型画面と自動牽引が可能な装置を付けているのが特徴で、現在、国内の多くの下肢静脈瘤の治療施設で採用されている。

早期の診断で、弾性ストッキングによる予防が可能

下肢静脈瘤は超音波で診断でき、早めに受診すれば、弾性ストッキングを用いた圧迫療法で増悪するのを予防できる。弾性ストッキングは、足から心臓への血液循環を促進し、静脈の逆流や血液の滞留を防ぐ着圧ソックスで、長時間の立ち仕事や座り仕事による足の疲れやむくみの軽減、手術後の患者の深部静脈血栓症のリスクの低減、血栓の移動によって引き起こされる肺塞栓症の発生予防効果が期待できる。院長の指示のもと、弾性ストッキングに精通した看護師（弾性ストッキング・コンダクター）が中心となって、患者に着用方法を指導したり、ストッキングのタイプやサイズの判断などの相談にものっている。

下肢静脈瘤と違って片足だけが腫れるケースでは、深部静脈血栓症（エコノミークラス症候群）を疑う。この病気も超音波で診断ができ、

廿日市大野中央

内科・外科・血管外科

同院には皮膚科や産婦人科から紹介されてくる患者も多く、ほとんどは薬物治療と圧迫療法で治る。手術・入院が必要となれば、JA広島総合病院、広島大学病院へ紹介する。

内科から外科まで、かかりつけ医として地域に貢献

院長は、広島大学病院やJA広島総合病院などで、狭心症（きょうしんしょう）、心筋梗塞（しんきんこうそく）、不整脈、心不全などの心臓疾患の診断や手術、下肢の血流不良、静脈瘤、静脈閉塞、血管疾患の治療を行ってきたほか、高血圧や糖尿病、脂質異常症、高尿酸血症など、生活習慣病も多く治療してきた。そのため、同院には生活習慣病の患者も多い。

また、これまでの豊富な臨床経験を生かし、風邪や発熱、腹痛や下痢嘔吐、花粉症など、一般的な内科の病気にも対応。循環器疾患では心臓ペースメーカーのチェックも行い、軽いケガや縫合が必要な外傷の処置、皮膚のできものの切除や切開排膿（せっかいはいのう）など外科的治療も行う。さらに、どの科にかかってよいのかわからない症状の相談、他院で手術を勧められたときのセカンドオピニオンや手術後の経過観察などにも対応している。

地域の人々に、何でも気軽に相談できる「かかりつけ医」として親しまれている院長。「今後も、さらに地域医療に貢献していきたいです」と思いを語る。

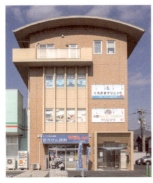
明るい雰囲気の外観

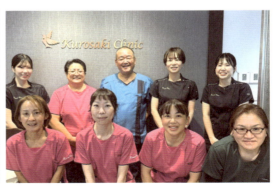
スタッフとともに

廿日市市大野中央

院長
黒崎 達也
(くろさき・たつや)

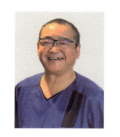

PROFILE

●経歴・資格
1993年広島大学医学部卒業。広島大学第一外科、中国労災病院救急部、広島記念病院外科、国立療養所畑賀病院外科、JA広島総合病院心臓血管外科、広島大学病院心臓血管外科（2017年准教授）を経て、2020年くろさきクリニック開院。日本外科学会認定外科専門医。

●趣味
ウルトラマラソン（100kmを超える長距離を走るマラソン）
トライアスロン

●院長の横顔
　開業する前に広島大学に約20年間在籍し、大学病院での診療に携わる傍ら、日本にない機械を開発したいという思いから、レーザー装置を開発。また、日ごろの診療で疑問に思ったことや興味のあるテーマについて研究を続けてきた。開業医となってからも「アカデミックでありたい」という信念を持ち続け、現在も定期的に広島大学研究室に通い、広島大学や広島国際大学との共同研究を続けている。
　ウルトラマラソンやトライアスロンにも挑戦。コロナ禍で中止になっていたレースが再開されてきたので、時間が許せばトレーニングに励み、また頑張りたいと思っている。「レースによる休診もあるかもしれませんが、暖かく見守っていただけたらうれしいです」

●院長からのメッセージ／健康寿命を延ばすために
　高齢になって、引きこもってばかりいるのは一番よくないと思います。外に出て、周りの人と交流しながら、運動したり、何か活動したりすることが大事です。一人暮らしの高齢の方が増えていますが、外に出て交流することで、生活の変化や体の異変などに周りの人から気づいてもらえます。当院は内科にも外科にも対応していますから、かかりつけ医として気軽に来院していただき、当院の待合室が地域の人たちの交流の場になってくれたらいいなと思っています。

廿日市市地御前

消化器内科・内視鏡内科

苦痛に配慮した内視鏡検査で、胃・大腸がんの早期発見に尽力

仁愛内科医院

得意分野
胃カメラ・大腸カメラを中心とした内視鏡診療

今川 宏樹 院長

🏠 廿日市市地御前3-18-9
☎ 0829-36-3100

- 診療時間：9:00～12:00／15:00～18:00
  ※胃内視鏡検査の予約は8:30から受付
- 休診日：水・土曜午後、日曜、祝日
- 駐車場：11台
- スタッフ：医師2人、看護師7人、事務3人
- 主な機器：AI対応上下部内視鏡システム、超音波診断装置、X線撮影装置、各種検査機器など

今川 宏樹（いまがわ・ひろき） 1976年地御前出身。2002年広島大学医学部医学科卒業。中国労災病院、広島大学病院、井野口病院、公立みつぎ総合病院、JA尾道総合病院内科部長、呉医療センター中国がんセンター、広島記念病院内視鏡室医長を経て、2019年より現職。日本内科学会認定総合内科専門医、日本消化器病学会認定消化器病専門医、日本消化器内視鏡学会認定消化器内視鏡専門医。医学博士。

消化管疾患に精通、ポリープ手術に外来対応

　閑静な住宅街の一角にある、消化管疾患で頼れる医院。大腸ポリープの手術なら外来（入院なし）で対応し、検査から治療まで、迅速でスムーズな診療が受けられる。ピロリ菌感染に伴う機能性消化器疾患や、異常がないのに胃痛などが続く機能性ディスペプシア、胃食道逆流症（GERD）、過敏性腸症候群などの疾患が多い。地元では特に高齢者の受診が多く、生活習慣病から風邪、アレルギー症状、ちょっとした不調、ワクチン接種など、内科全般に対応している。今川院長の得意とする内視鏡診療では、県西部地区一帯から来院がある。

　1983年に院長の母が開業した同院を、2019年に継承。「生まれ育っ

た地域に貢献したい」という院長は、総合内科・消化器病・消化器内視鏡の専門医。その専門性と、大学病院や総合病院での豊富な経験を生かして、「胃がんや大腸がんを、この地域からなくしたいと思っています」と話す。胃・大腸がんは早期発見で治療が可能なため、検診・検査が重要になる。

高精度の内視鏡システムで、苦痛に配慮した診療を

　専門とする内視鏡診療に欠かせない検査機器は、2020年に最新の高精度な内視鏡システムを導入し、精密な観察・診断・治療を行っている。同院のモットーは「苦痛に配慮した内視鏡検査」。胃内視鏡（胃カメラ）なら、鼻から挿入する経鼻内視鏡も完備。痛みを和らげる鎮静剤や麻酔にも対応する。4人の看護師が内視鏡技師免許を持つのも強みだ。免許取得の際は、毎日勉強会に励んだという。知識豊富なスタッフが、患者の緊張や不安に寄り添い、声かけなどを行う。

　同院は内視鏡室だけでなく、前処置室を設けて、プライバシーに配慮。超音波検査（エコー）に必要な高性能な機器などもあり、検査全般で信頼性が高い。

　患者とのコミュニケーションでは、「スタッフ全員が力を合わせて穏やかに、患者さんに向き合います」と、院長。毎朝のミーティングでは、事務スタッフも参加して医療情報を共有する。これもすべて、「身体的、精神的な苦痛に配慮する治療」を大切にしているからだ。今後は内視鏡診療をさらに充実させ、検診の啓発に力を入れていく。

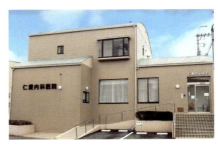

ベージュが基調の柔らかな雰囲気の外観

> **健康寿命を延ばすために**
> 胃がんや大腸がんは、早期発見すれば治療可能な疾患です。廿日市市では内視鏡検査を用いた健康診断を行っています。ぜひとも定期受診で体調管理を習慣化し、症状が出る前に治療しましょう。

廿日市市地御前

廿日市市新宮

腎臓内科・人工透析・リハビリテーション科

透析医療と介護の両立を目指す

双樹クリニック

得意分野
透析医療、
リハビリテーション

永井 巧雄　院長

🏠 廿日市市新宮2-1-15
☎ **0829-34-3555**

🕐 診療時間：9:00〜12:00／14:00〜16:00（予約診療／〜17:30）
※人工透析／8:30〜14:30（月〜土曜）、16:00〜22:30
（月・水・金曜）、21:00〜6:30（月・水・金曜）

🈳 休 診 日：木・土曜午後、日曜、祝日

🚗 駐 車 場：30台

👥 スタッフ：医師6人（うち非常勤4人）、看護師29人、管理栄養士2人、
理学療法士4人、医療事務5人、臨床工学技士15人、放射線技師1人

💉 実　　績：血液透析患者数約160人、オーバーナイト透析患者数19人、手術51件
（うち他院からの紹介19件）、カテーテル治療203件（うち他院から
の紹介56件）［2023年1〜12月］

📋 主な機器：カテーテル治療用透視装置、CT、超音波診断装置、X線撮影装置、
骨密度測定装置、手術室、カテーテル室、リハビリテーション室

地域で 30 年以上透析医療を続ける

　広島で透析医療が始まった草創期のころから人工透析に携わってきた永井賢一理事長が、透析に特化したクリニックを広島市佐伯区に開業したのが1992年。その2年後に廿日市市に移転した。

　2代目の永井巧雄院長が透析医療で最も心がけているのは、「シャント穿刺の失敗を0に。シャントトラブル*に対しては手術、カテーテル治療を行い、100戦100勝であり続けること」。血液透析は、1日2回、血管に太い針を刺す。「針を刺される痛みを完全に排除はできませんが、穿刺失敗は100％回避できると思っています。初診の患者さんの場合は、最初に私が穿刺位置を判断して、行います」

　スタッフも含め、穿刺のトラブル（針刺しの失敗）は、ほぼゼロに近い状態であるように徹底している。血管が少しでもわかりにくい場合は、ベッドサイドで超音波ガイドのもと、血管に針を刺す（超音波ガ

イド下穿刺）。院長だけでなく、スタッフも超音波に精通し、そのほとんどが超音波ガイド下穿刺を行える。

　患者が腎臓病であればそのステージに沿って治療を行うが、守備範囲ではない専門的な治療が必要と判断したら、すぐに地域の専門医療機関に紹介。なかでも近隣の基幹病院であるJA広島総合病院とは特に連携を密にしている。JA広島総合病院の心臓血管外科と連携し、足の血管の症例に関する合同カンファレンスを定期的に開催している。

　管理栄養士が2人いるのもクリニックでは珍しく、患者や家族への栄養指導や栄養相談に応じたり、積極的に患者向けの料理教室を開催し、好評だ。また宮島に近いため、近年は海外から訪れる外国人観光客の旅行透析依頼も増えている。

＊シャントトラブル：シャントは血液透析で、機器に十分な血液を送るために作った血管。
　シャントトラブルは、その血管が詰まったりすること

現役世代に好評のオーバーナイト透析

　同院の透析の時間帯は、午前、夜間のほか、深夜透析（寝ている間に行うオーバーナイト透析）がある。

　オーバーナイト透析は、2015年6月から開始。通常の透析時間の2倍の時間を使うが、半個室になっておりホテル感のある透析ベッドで、夜寝ている間に透析が終わるため、日中の時間を自由に使える。現在、オーバーナイト透析をしている30歳代から60歳代までの19人の患者は、廿日市市に限らず、広島市内、岩国市、大竹市など広範囲から通院し、全員が現役で仕事をしている。透析中は医療スタッフが赤外線カメラでチェックし、血圧測定は透析開始時と終了時だけに行い、これまで事故は1例もない。

　オーバーナイト透析は、患者にとってメリットが多い。通常の透析は、日中の臥床（がしょう）時間が長くなるため、夜眠れなくなったり、骨がもろくなったり、筋力の低下、フ

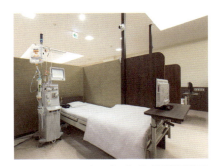

オーバーナイト透析は半個室

廿日市市新宮

廿日市市新宮

腎臓内科・人工透析・リハビリテーション科

レイル（虚弱状態）、転倒、骨折などにつながりやすいが、オーバーナイト透析はそれが少ない。また透析時間が長いため、除水速度を落とせる分、体への負担が少ない。さらに、リンの制限や、腎不全のタンパク質・塩分の制限などの食事制限が軽減される点も好評だ。30歳代で透析を開始しても、支障なく仕事を続け、献腎移植登録をして待てば、最近は平均13年で移植でき、透析から解放できている。

入院設備を備え、リハビリが充実

　透析の際にシャントトラブルが起きた場合は、当日迅速にカテーテル治療（PTA＝経皮的血管拡張術／けいひてきけっかんかくちょうじゅつ）を行う。カテーテル治療ができないケースでは、外科的手術をすぐに行う。これも強みであり、県内外の他施設からの信頼も厚く、シャント手術や人工血管（グラフト）の移植など、透析関連の血管手術の依頼も多い。

　入院設備（15床）を備えているのも強みで、高齢の患者に多い肺炎への対応や、近隣の整形外科病院で骨折の手術を受けた後のリハビリ入院にも、きめ細かく対応している。その場合の患者は、透析患者がほとんど。県内には骨折の手術後の透析患者を受け入れられるリハビリ施設は少なく、廿日市市では同院が透析治療と入院・リハビリができる唯一の施設だ。

　リハビリの回数が圧倒的に多く、密度が濃く充実しているのも大きな特徴。理学療法士が、患者を元の生活に戻すことを目標に、入院中は毎日リハビリを行う。院内にはサービス付き高齢者向け住宅が併設されているが、手術後のリハビリでも歩けず入所を希望して転院してきた患者が、入院中に歩けるまでに回復し、施設へは入所せず帰宅するケースも珍しくないという。今後は、高齢軽度認知症で透析患者を対象としたグループホームの開設も計画している。

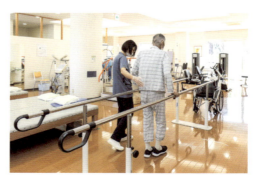

リハビリ室

院長
永井 巧雄
（ながい・たくお）

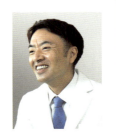

廿日市市新宮

PROFILE

●経歴・資格
廿日市市生まれ。広島工業大学附属広島中学・高校卒業。2006年兵庫医科大学卒業。大阪大学医学部附属病院で研修後、広島大学腎臓内科入局。県立広島病院腎臓内科、国立循環器病研究センター腎臓内科（大阪府）、洛和会音羽記念病院（京都府）、博愛クリニック（呉市）、広島大学大学院で博士号取得などを経て、2014年双樹クリニックへ着任。日本内科学会認定総合内科専門医、日本腎臓学会認定腎臓専門医、日本透析医学会認定透析専門医。

●趣味
読書、子どもと遊ぶこと

●モットー
対面で患者さんとしっかり会話して、「病気を治すだけでなく、背景も考慮した医療に取り組む」

●院長の横顔
　高校を卒業後、甲南大学理学部に進学し関西の生活を満喫していたが、その一方で、医師として働いている父親の姿が脳裏から離れず、医師になろうと決意し、1年で中退。医療の予備校で1年間、寮生活を送り兵庫医科大学に入学。大阪大学附属病院での研修で、採血やルート確保など一般的医療手技を行ううえで、器用な自分を発見。

　腎臓内科医を選んだのは、全身を管理するところに興味を持ったから。国立循環器病研究センターで循環器全般を学び、シャント手術件数が関西一多い洛和会音羽記念病院で外科手術を学ぶなど、さまざまな経験を積んだことで、心臓病も診ることができ、血管の手術もこなす幅広さを身に付けた。

　腎臓内科医ではあるが、腎臓内科だけの修練では得られない多くの知識と技術を手に入れられたのが、院長の大きな強みとなっている。

●院長からのメッセージ／健康寿命を延ばすために
　よく食べて、よく人としゃべって、よく行動することが大事です。当院のスタッフは気さくな人が多いので、スタッフに話しかけてください。おしゃべりしながら「気づいたら100歳までしゃべっていた」という患者さんたちがいっぱいいたらいいなと思います。それに応えられるように、話術を日々研鑽しておきます。

廿日市市宮内

整形外科・リハビリ科・脳神経内科・内科・心療内科

整形外科・リハビリ科・脳神経・内科・心療内科の総合診療体制

宮内総合クリニック

得意分野
手の外科、腰や膝の痛み、手足の
しびれ、頭痛、めまいなど

内海 兆郎 院長　長井 敏弘 理事長

🏠 廿日市市宮内3-5-32
☎ 0829-37-1188

🕐 診療時間：9:00〜13:00（受付8:45〜12:30）／
　　　　　　14:30〜18:00（受付14:00〜17:30）
🏥 休 診 日：日曜、祝日
🚗 駐 車 場：30台
👥 スタッフ：医師5人、非常勤医師3人、理学療法士12人、作業療法士1人、
　　　　　　放射線技師2人、看護師6人
🕐 主な機器：静音タイプMRI、骨塩測定装置、X線一般撮影システム、
　　　　　　ウォーターベッド型マッサージ器

２人のベテラン整形外科医が治療法を提案

　整形外科、リハビリテーション科、脳神経内科、内科、心療内科を擁し、廿日市市をはじめ、広島市佐伯区や西区、大竹市のほか、県外から訪れる患者もあり、多い日には300人を超すという。予約はインターネットと電話の両方で受け付ける。

　整形外科は、平松整形外科病院（広島市）で地域医療に携わった内海院長と、広島市民病院などで肘や手の疾患を専門に診療してきた石田副院長の2人体制だ。変形性の膝関節症や腰椎症をはじめ、椎間板ヘルニア、椎間板症、脊柱管狭窄症、腰椎すべり症、脊椎側弯症などの腰痛症といわれる慢性疾患のほか、転倒による大腿骨頚部骨折や手関節骨折、脊椎の圧迫骨折など、さまざまな症状の患者が通院する。

　患者には「隠れている疾患を見落とさないよう、問診は症状だけでなく、生活スタイルなども含めて確認します」と、内海院長。「聴いて、視て、触って、わかる」診察を行っている。痛みが強かったり、想定外の痛みが続いたりする場合は、X線検査に加え、靭帯や軟骨の損傷・変形、

骨折部位の精密な評価が可能なMRI検査を行う。豊富な経験をもとに患者の病態に応じて治療を検討し、わかりやすくかみ砕いて説明する。思いのほか寛解※しないケースでは、気づいていない疾患が隠れていないか検査したり、治療法を変えたりして診療にあたり、複数ドクターの視点で患者の違和感の原因を探る。

＊寛解：病気の症状が、一時的あるいは継続的に軽減した状態

経験豊富な理学療法士が症状に応じてリハビリを提供

国内に約3,000万人の潜在患者がいるといわれる変形性膝関節症であれば、局所麻酔薬を注射して痛みをやわらげるトリガーポイント注射をはじめ、内服や湿布を処方するほか、リハビリで運動療法を行い筋肉をつけ、サポーターや足底板（インソール）をつけるなどの治療を実施する。多くの患者が、こうした保存療法によって症状の緩和を実感するという。

ただ、変形した膝が元に戻るわけではなく、痛みがまったくなくなるわけでもない。「慢性期はQOL（生活の質）を少しでも悪くしないよう、上手に付き合っていくことが大切だと説明します」。QOL維持のため、家庭でもできる運動療法などを指導する。

リハビリテーション科は、経験豊かな理学療法士が、患者それぞれの症状に応じたプログラムを作成。ウォーターベッドや牽引のほか、電気や超音波、赤外線などの物理療法に運動療法を加え、症状の緩和や運動機能の回復を促す。さらに、介護認定を受けている患者に対して、

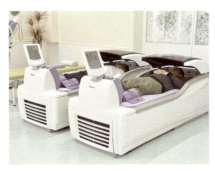

ウォーターベッド型マッサージ器

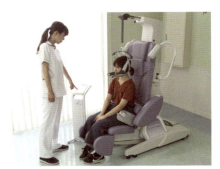

牽引治療器

廿日市市宮内

整形外科・リハビリ科・脳神経内科・内科・心療内科

作業療法士を自宅に派遣し、希望や症状、体調に合わせたリハビリを提供する「訪問リハビリ」も展開。できることを少しずつ取り戻して、日常生活の自立を支援するとともに、家族からの相談にも応じ、介護する側、される側、双方の負担を軽くしている。

しびれや頭痛からパーキンソン病、認知症までケア

　脳神経内科は、脳や脊髄、神経、筋肉の病気を診療する。廿日市市エリアで数少ない専門医である長井弘一郎副理事長が、認知症をはじめ、めまいやしびれ、偏頭痛、パーキンソン病など、若年層から高齢者まで幅広い患者に対応している。問診で病歴や症状をじっくり聞くことはもとより、患者が診察室に入る様子や衣服を脱ぐ動作、話す際の表情などの観察に加え、ハンマーや音叉、ペンライトを使い、全身を診て細かな異常を探る。

　「震えの感覚や筋力の低下のほか、目を閉じて立ってもらい、ふらつきの有無や歩き方なども確認して、全身を診ます」と、副理事長。さらに、治療を押し付けるのではなく、「患者さんに理解してもらい、一緒にこういう治療をしましょう、と提案します」と、納得を得ることにも腐心する。馴染みの薄い「脳神経内科」という名称に、「敷居を感じるかもしれませんが、頭痛、めまい、ふらつき、手足のしびれなどの軽い症状でも、気軽に受診してほしいです」と話す。

　頭痛や手足に力が入らないしびれは、脳出血や脳梗塞の可能性もある。同院はMRIを完備しており、早期発見、早期治療につながる。さらに、整形外科もあるため、手足のしびれが脳神経に由来するのか、骨や関節、筋肉の外傷などによるものかを診断できる点も強みだ。

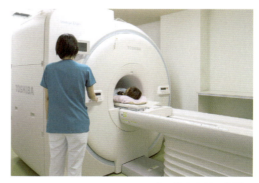

音の静かなMRIを導入

院長
内海 兆郎（うつみ・よしろう）

PROFILE

●経歴・資格
1959年広島市出身。獨協医科大学卒業後、南春日部中央病院（埼玉県春日部市）を経て、広島大学病院第一外科・同院救急部に勤務。その後、平松整形外科病院整形外科、同院の手術部長を経て、2015年より現職。認知症サポート医。医学博士。

●趣味	●モットー
ゴルフ	日々の精進に勝るものはなし

副院長
石田 治（いしだ・おさむ）

PROFILE

●経歴・資格
1956年広島市出身。1980年広島大学医学部卒業。広島大学病院などを経て、2006年から広島市民病院にて整形外科主任部長、副院長、リハビリテーション科上席主任部長を歴任。2021年より現職。日本整形外科学会認定整形外科専門医。医学博士。

●趣味	●モットー
旅行	継続することに意義あり

理事長
長井 敏弘（ながい・としひろ）

●経歴・資格
大学卒業後、数々の職業を経て27歳で広島大学医学部に再入学。卒業後は精神科病院、内科医院を経て、現職。元岡山大学医学部臨床教授。テレビなどメディアに出演。

●趣味	●モットー
筋トレ、ジャズピアノ	切磋琢磨

副理事長
長井 弘一郎（ながい・こういちろう）

●経歴・資格
1983年広島市出身。2008年川崎医科大学卒業。同大学脳卒中科を経て、2015年から日本医科大学脳神経内科。同大学大学院を2021年に終了し、現職。医学博士。

●趣味	●モットー
旅行と写真撮影	患者さんに寄り添った治療

●病院からのメッセージ／健康寿命を延ばすために

状態が悪くなる前の予防的な治療が必要です。先手を打つことが健康寿命を延ばすことにつながります。日頃から栄養バランスの取れた食事と適度な運動を実践し、ストレスを早く除去して、体の状態を正常に保つことが大切です。高齢になって体が衰弱しているからと家に閉じこもり、運動をせず、食が細くなってくると、ますます衰弱します。そうならないよう、活動的に外出し、人と会話してコミュニケーションをとり、運動したり、趣味を見つけたりすることが心身の衰弱や認知症の予防になります。

廿日市市宮内

大竹市本町

内科・呼吸器科・消化器科・アレルギー科

患者尊重の診療姿勢に、多方面から全幅の信頼

坪井クリニック

得意分野　内科全般、長引く咳などの呼吸器疾患等

坪井 和彦　院長

🏠 大竹市本町1-1-18
☎ 0827-52-8337

- 診療時間：9:00～12:30／15:00～18:00
（適宜、訪問診療および往診対応）
- 休診日：木・土曜午後、日曜、祝日
- 駐車場：6台
- スタッフ：医師2人、看護師2人、事務員4人
- 実績：上部消化管内視鏡検査（経鼻含む）160件、睡眠時無呼吸症候群CPAP療法50人［2023年1～12月］

坪井 和彦（つぼい・かずひこ）　1994年愛知医科大学医学部卒業。広島大学医学部付属病院などで研修後、益田赤十字病院、安佐市民病院、広島大学医学部付属病院勤務を経て、2015年坪井クリニック院長。2020年に法人化。日本内科学会認定総合内科専門医、日本消化器病学会認定消化器病専門医、日本消化器内視鏡学会認定消化器内視鏡専門医。医学博士。大竹市医師会会長。

内科疾患に精通し、長引く咳の診療にも高い評価

　坪井院長は総合内科専門医として、消化器、呼吸器、内分泌代謝、アレルギー、感染症など幅広い内科領域の疾患に精通し、臨床経験も豊富。「患者さまが満足される安心・安全な医療を提供し、スタッフ一同ができる最善のサービスで納得してもらう」ことを念頭に診療に臨む。一般内科のほか、喘息外来や減感作療法を行うアレルギー外来、睡眠時無呼吸症候群や不眠症などに対応する睡眠障害専門外来、電子たばこも対象とする禁煙外来も適宜、実施している。

　高血圧や糖尿病、脂質異常などのほか、咳の診療にも定評があり、長引く咳の患者も多い。他院の患者でも、咳が止まらないときは「坪井へ行け」と言われるほど、医療者から高い評価を受けている。

初診では丁寧な問診のほか、全身状態を把握するための血液検査や心電図、X線検査などを実施。必要に応じて、患者が希望する病院や他科の専門医を紹介する。

総合病院・他院との密な連携で、良質な医療を提供

院長は「ここを頼ってくる人には何としてでも応えたい」との思いで、日頃からさまざまな科との勉強会や交流会などを実施。大竹市医師会会長の仕事もこなしながら、総合病院や他院の医師、多職種のスタッフと顔の見える関係を構築し、患者のためにスムーズな連携ができるよう、地道な努力を重ねている。総合病院で診てもらうことで安心できるという患者には、病状を見極めて検査してくれる連携先を紹介することもある。

内科疾患は歯周病とも関連することが多いため、大竹市油見にある弟の坪井歯科クリニックとも連携。喫煙者や糖尿病患者の歯周病チェック、睡眠時無呼吸症候群のマウスピース作成などを依頼し、院長も抜歯時の麻酔の際の内科的な疾患の見定めなどを担当している。

また同院の患者で通院が困難になった人には訪問診療を実施。大竹市医師会の開業医と広島西医療センターとで構築した在宅療養後方支援システムを、必要な時に活用している。これは、あらかじめ診療情報を登録した患者なら緊急時にいつでも一時入院できる制度で、在宅療養の支えとなっている。さらに、通院患者から体調の異変など緊急の連絡が入った場合は、まず救急車で同院に来院を促し、必要な処置を講じる。そのうえで、院長自ら連携病院へ要請することで、迅速な受け入れを可能にしている。

大竹市本町

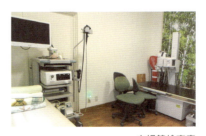

内視鏡検査室

> **健康寿命を延ばすために**
> 健康であり続けるためには、皆さま自身に都合のよい解釈で物事を前向きにとらえ、あるがままの自分を受け入れましょう。ほかの人に無理に合わせて、自分のライフスタイルを崩す必要はありません。

身近で頼れる
かかりつけ医&病院

山口 岩国

岩国市南岩国町　内科・循環器内科・糖尿病内科（代謝内科）

心疾患治療の専門性と、細やかな生活習慣病治療に定評

岩崎内科医院

得意分野
糖尿病、高血圧症などの生活習慣病、心疾患の治療・リハビリ

岩崎 淳　院長

岩国市南岩国町1-30-13
0827-31-4815

- 診療時間：9:00～12:30／14:30～18:00
- 休診日：木・土曜午後、日曜、祝日
- 駐車場：20台
- スタッフ：医師1人、看護師5人、事務4人、理学療法士2人、栄養士1人
- 主な機器：心電計、24時間心電計、24時間血圧計、神経伝導速度計測器、胸部X線撮影機、CAVI（動脈硬化検査機器）、超音波断層機器、血糖迅速測定器、眼底撮影装置など

岩崎 淳（いわさき・じゅん）　1973年岩国市出身。1998年川崎医科大学医学部卒業。岡山大学附属病院循環器内科、鳥取市立病院、尾道市立市民病院、津山中央病院、岩国医療センターなどを経て、2017年より現職。日本内科学会認定総合内科専門医、日本循環器学会認定循環器専門医、日本医師会認定産業医。医学博士。

小さな不調から心疾患のリハビリまで、幅広く対応

　ショッピングセンターにほど近い、通いやすい便利な場所にある同院。岩崎院長は総合病院の循環器内科で多くの経験を積み、その専門性を生かした治療が評判。総合内科専門医として内科全般を幅広く診療。また、心臓リハビリ指導の豊富な経験を持つ院長。狭心症や心筋梗塞、大動脈瘤（だいどうみゃくりゅう）、心不全、慢性心不全、不整脈などの循環器疾患の治療・リハビリは、他院からも定評がある。

　生活習慣病の治療にもあたり、特に多いのは糖尿病や高血圧症、糖尿病足病変のフットケアなど。高齢者の糖尿病は、心・腎不全や壊疽（えそ）（足などの切断が必要）、失明などの合併症を起こすリスクが高い。血糖コントロールを行い、定期的なCAVI（動脈硬化検査機器（どうみゃくこうか））などの検査で早期発見

岩国市南岩国町

や症状悪化に対応している。また、コロナウイルス感染症の検査や治療、肺炎球菌・インフルエンザワクチンなどにも対応。院内はバリアフリー構造で高齢者にやさしく、患者は市内全域だけでなく大竹市からも。

「どういう生活をすると心不全になるか。患者さんに、生活の中の小さな気づきを知ってほしいです」と院長。病気になる原因や予防法、対処法など、総合的な知識を伝えて知ってもらう座学の必要性も説く。

理学療法士や管理栄養士が在籍。ワンチームで診療

同院には理学療法士が在籍し、運動療法指導や体重・血糖管理も、患者それぞれの生活スタイルに合わせて丁寧に行う。また管理栄養士も在籍し、生活習慣病に対する食事指導などを担う。食品サンプルを使っての説明は、わかりやすく覚えやすいと好評だ。「日常の運動は薬に勝る。普段の食事の順番やタイミングが大事」という理念のもと、一人ひとりの生活習慣を聞き込んで、ワンチームでデータを共有する。

同院が大切にしているのは、「患者さんと同じ方向を向いて治療を考えること。上から言うのではなく、人生の伴奏者でありたい」という姿勢だ。

病院連携では、症状により岩国医療センターや広島西医療センター等の基幹病院へ適切につなぐが、消化器内科など民間の専門性を持つクリニックとの連携が大事だという。「心臓弁膜症の手術などの治療後には、かかりつけ医のように普段の健康管理が適切にできる、同じ階層での横連携が今後ますます重要になります」と、今後を見据える。

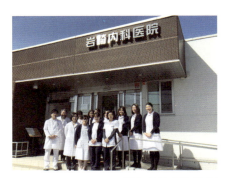

外観。スタッフとともに

> 健康寿命を延ばすために
>
> 年に1回は、総合的にまとめて体の検査をしましょう。病気の早期発見につながる定期健診は、健康習慣として大切です。

岩国市元町

内科・消化器内科

総合診療医として、地域で幅広い診療を手がける

岩見内科医院

得意分野
内科、消化器内科、膠原病など

大島 眞理 院長

岩国市元町2-1-15
0827-21-0077

- 診療時間：8:00～12:00（水曜は11:30まで）／14:00～18:00（受付は、診療終了時間30分前まで）
  ※午前中の受診は7：30から、午後の受診は8:00から受付表に名前を記入できる
- 休診日：木・土曜午後、日曜、祝日
- 駐車場：17台
- スタッフ：医師3人（常勤1人、非常勤2人）、看護師8人
- 主な機器：胃内視鏡（経鼻内視鏡あり）、大腸内視鏡（ポリープ切除可）、CT、X線透視装置（AI画像診断システム）、超音波装置（腹部・甲状腺）

大島 眞理（おおしま・まり）　1984年東邦大学医学部卒業。同大学医学部付属大橋病院（現 東邦大学医療センター大橋病院）内科を経て、1987年米国国立衛生研究所（NHI）留学。1995年医療法人岩見内科を継承し、院長に就任。

最も身近な「かかりつけ医」として、地域医療に尽力

　ファーストコンタクト（初期診療）に対応する開業医として、「身近な医療」「最善の医療」「病気を予防する医療」をモットーに、診療を行う。1962年に大島院長の父が開業したクリニックを、1995年に承継。小学生から100歳を超える高齢者まで、幅広い年齢の患者が岩国市内はもとより、周南市や広島市などから通院する。

　高齢化や生活習慣病の増加などを背景に、患者のニーズが多様化、複雑化するなか、日常的な健康相談に乗って患者を多角的に診る「プライマリケア」の重要性が高まっている。同院はプライマリケアを担う「かかりつけ医」として、急な病気の診断と治療、慢性疾患の管理に取

り組む。糖尿病や腎臓病の患者には、外部の栄養士が週1回の食事指導を行うほか、リウマチ・膠原病(こうげんびょう)の専門医による診察を月2回、第2、第4土曜の午前中に予約制で実施する。

専門的な治療や検査が必要なケースは、岩国医療センターや岩国市医師会病院、広島大学病院などを紹介。急性期の治療を終えた患者の継続医療も専門医療機関と連携しながら取り組む。さらに、通院が難しくなった近隣の患者の在宅診療にも対応している。

岩国市元町

AIも活用して、早期発見・早期治療に取り組む

院長は総合診療医として、早期発見、早期治療に力を尽くす。胸部X線の画像診断では、AI（人工知能）が肺がんや肺炎、結核、気胸(ききょう)などの画像所見を検出するシステムを導入し、診断の補助に活用。発見が遅れると重篤化する病気の見逃しを防ぐ。またCT検査では、医療画像を診断（読影）する専門の放射線医と連携。遠隔読影を実施して、迅速かつ正確な診断を心がけている。

行政が実施する住民健診や、産業医として企業健診にも協力し、健診で異常所見が出た人の精密検査も手がける院長。がん検診では、胃や肺、大腸など、年間約40件のがんを診断しているという。

「あらゆる病気は、早期発見、早期治療が大切です。どうも調子がよくない、食欲がない、吐き気がある、咳が続くなど、体調不良のお悩みを気軽にご相談ください」と院長。風邪や腹痛からがんの診断まで、多種多様な患者に対応し、地域に安心を届けている。

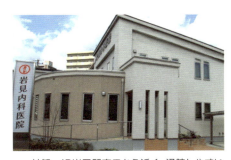

外観。JR岩国駅東口から近く、通院しやすい

健康寿命を延ばすために　「病気を防ぐ、健康管理、早期発見」のために、基本健診、がん検診をぜひ受けてください。例えば高血圧で通院していても、がんを早期発見できるわけではないので、定期健診は大切です。

岩国市今津町

整形外科

若年層のスポーツ障害から高齢者の慢性痛まで幅広くケア

上田整形外科

得意分野
脊椎外科、脊柱管狭窄症など背骨の症状の治療

上田 久司 院長

🏠 岩国市今津町4-2-5
☎ 0827-23-3111

- 診療時間：9:00～12:30／15:00～17:30
  ※受付は7:00～（受付順に診療）
- 休診日：木・土曜午後、日曜、祝日
- 駐車場：36台
- スタッフ：医師1人、看護師8人、事務3人
- 主な機器：微弱電流超音波複合治療器、近赤外線治療器、SSP療法器（低周波治療器）、前腕骨専用骨密度測定装置、加圧トレーニング機器、温熱用パックなど

上田 久司（うえだ・ひさし） 1981年愛媛大学医学部医学科卒業、広島大学整形外科学教室に入局。双三中央病院（現 市立三次中央病院）や松山赤十字病院（松山市）、中国労災病院（呉市）などを経て、1996年上田整形外科の前身である久保田整形外科へ。2008年上田整形外科開院。日本整形外科学会認定整形外科専門医。

手づくりの資料で、筋力トレーニングをわかりやすく

　膝痛や腰痛をはじめ、首や肩のこりによる痛みといった慢性痛から骨粗しょう症、若年層のスポーツ外傷まで、整形外科全般に対応し、幅広い年齢層の治療にあたっている、地域に密着したクリニック。

　中高年者の膝痛や肩痛は、痛みの緩和や関節のすべりがよくなるなどの効果が期待できるヒアルロン酸の関節内注射が選択肢になる。加えて、上田院長は「特に膝の痛みについては、大腿四頭筋（太ももの筋肉）のトレーニングを指導しています」と力を込める。ヒアルロン酸の関節注射後、診察室のベッドに横たわったり、椅子に腰かけたりした状態で、脚を上げる運動を丁寧に指導。さらに、運動法を図解した資料を渡し、筋力トレーニングを習慣づけて行う重要性を強調。「一生懸命にやると、筋肉が増えて

楽になる人が多いです」と話す。

　腰痛に関しては、いろいろな原因が想定される。坐骨神経痛の症状があれば仙骨裂孔ブロック、椎間関節症が疑われる場合はファセットブロック（椎間関節ブロック）注射がよく効くとのことで、這うような状態で来院した患者が、歩いて帰ることができるほど効果が表れるケースもあるという。さらに、腰痛予防に効果的な体操を指導して、筋肉の強化や柔軟性を高める。

　そのほか、足の痛みや肩の痛みなどについても、効果的なストレッチを、手づくりの資料で細やかに解説し、自宅でできる日々のトレーニングにつなげている。

さまざまな機器を効果的に使用し、痛みの軽減につなげる

　慢性の疼痛には、低周波治療器のほか、神経に直接作用してストレスなどで緊張した神経を平常な状態に戻すことで治療効果を発揮する、近赤外線治療器による物理療法を提供。また、ケガや捻挫などの急性期では、血流の流れを改善させて外傷で傷ついた組織の修復力を高める微弱電流超音波複合治療器を活用することで、高い効果が得られるという。加圧トレーニング機器を用いた物理療法も行っている。

　必要があれば、岩国医療センターや岩国市医師会病院をはじめ、遠方にはなるが広島大学病院、手の疾患に関しては土谷総合病院（広島市）、肩の疾患については広島西医療センター（大竹市）と連携するなど、疾患の部位や病状、緊急性の度合いによって、適切な紹介先を提案してもらえる。

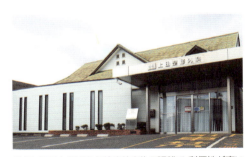
外観。岩国市役所から徒歩約3分の距離で、利便性が高い

> **健康寿命を延ばすために**
> 大腿四頭筋（太もも）を鍛えることと、よく歩くこと。1日30分以上は歩いたほうがよいでしょう。歩くのが難しい方には、テーブルに手をついて足踏みをするなど、重力が加わる運動をお勧めしています。

岩国市今津町

岩国市麻里布町　眼科

視野疾患の治療にまい進、定期検査で早期発見を推奨

ごちょう眼科

得意分野
緑内障、視神経疾患、網膜疾患、視野障害、幼少学童期視力不良、コンタクトレンズ

後長 道伸　理事長・院長

🏠 岩国市麻里布町3-20-25
📞 0827-22-7432

- 🕘 診療時間：9:00〜12:30／14:30〜18:00（土曜午後のみ13:30〜16:00）
- 休 休 診 日：木・日曜、祝日
- 🚗 駐 車 場：9台
- 👥 スタッフ：医師1人、看護師2人、看護助手1人、事務受付2人
- 📞 主な機器：OCT・OCTA（光干渉眼底断層撮影装置）、視野計（ゴールドマン視野計GP／ハンフリー視野計HFA）、角膜内皮細胞撮影装置など

後長 道伸（ごちょう・みちのぶ）　1977年広島大学医学部卒業。広島大学附属病院眼科、県立広島病院、山口県立中央病院（現 山口県立総合医療センター）、広島大学医学部眼科を経て、1988年ごちょう眼科開院。

赤ちゃんから高齢者まで、白衣を着ないで患者に寄り添う

　岩国市中心部の名物眼科医として知られる後長院長。37年前の開業当初から「白衣高血圧症に見られるような、緊張を生むだけの白衣は着ず、リラックスした患者から得られる話に耳を傾ける」という姿勢を貫き、患者に寄り添う診療を心がける。緑内障や視野障害、視神経疾患、コンタクトレンズ障害、糖尿病網膜症（とうにょうびょうもうまくしょう）などの治療にあたり、網膜疾患をはじめ幼少学童期視力不

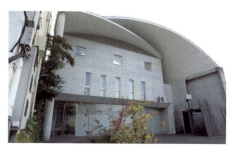

曲線が重なる屋根が印象的な外観。
バリアフリーで車イスOKは37年前の開業当初から

良など、患者は赤ちゃんから高齢者まで幅広い。

　最近は、大学病院・総合病院勤務時代には経験の少なかった身近な病気、学童期の視力不良の受診が多い。ゲーム・スマートフォンの使用などで急に視力が落ちる調節緊張症（仮性近視）など、過重な近見作業（物を近くで見る）が原因・誘因となる。その場合は、調節麻痺屈折検査などで正確な症状を判定。日常生活での注意点を伝えて点眼治療などを行う。回復可能な視力低下が多く見受けられるという。

　国内で失明原因の第１位は、緑内障。「視野が狭くなる症状が出る緑内障は、末期になるまで自覚症状が出ず、９割の緑内障が発見されていません」と院長。医師になった頃には手術治療に頼っていた緑内障が、点眼薬の開発が進み、１日１、２回の点眼を行うことで、眼圧降下を得られるようになった。

検査機器と精密検査の活用で眼疾患に対応

　加齢黄斑変性の患者も増えてきた。加齢により網膜の中心部（黄斑）に出血やむくみが生じ、物が歪んで見える、中心部が暗く見えるなどの症状が出る。欧米の失明原因の第１位で、早期発見が大切だ。

　同院は新しく開発され臨床に導入された高度な検査機器を揃え、正確・精密な検査を行ったうえで治療方針を決める。加齢黄斑変性の治療は、専門医や総合病院への紹介で対応している。

　大学を卒業し、専門科を選ぶとき、顕微鏡手術を行う眼科、整形外科、脳外科で迷っていた院長。大学病院での当初１年間は、脳外科に在籍。脳下垂体腫瘍治療の国内第一人者の教授のもと、典型的な視野障害の視野に興味を持ち、眼科に転じた。

　普及が著しくなったコンタクトレンズだが、東日本大震災の際、広範囲に及ぶ交通障害が長期にわたり、メガネ・コンタクトレンズの供給が課題となった。日頃からメガネ携行を呼びかけている。

健康寿命を延ばすために　定期健診は啓発されていますが、40歳代以降は視力だけでなく、眼科での視野検査・眼底検査を推奨します。国内の失明原因の第１位は緑内障。視力低下・視野異常は、末期まで自覚できません。早期発見が大切です。

岩国市山手町

呼吸器科・内科・外科・放射線科

CT画像を高い精度で読影。切除可能な肺がんの発見に尽力

小林クリニック

小林 元壯 院長

得意分野
肺がんの早期発見、咳など呼吸器系疾患の診療

🏠 岩国市山手町1-11-23
☎ **0827-23-5884**

- 診療時間：9:00～12:30／14:00～18:00（月・火・水・金曜）
  9:00～12:00（木・土曜）
- 休 診 日：木・土曜午後、日曜、祝日
- 駐 車 場：10台
- スタッフ：医師1人、看護師4人、薬剤師1人、事務員3人
- 実　　績：初診患者は月平均220人。CTによる画像診断で切除可能な肺がん発見400例以上［1999～2024年］、睡眠時無呼吸症候群のCPAP療法100人以上［2025年1月現在］

小林 元壯（こばやし・げんそう）　1979年岡山大学医学部卒業、同大学医学部第一外科入局。国立岩国病院（現 岩国医療センター）外科、三重県松阪市大西病院勤務などを経て、1987年国立岩国病院外科着任。1990年同院呼吸器外科医長。1999年同院退職後、小林クリニックを開設、院長就任。2010年より岩国市医師会会長。

呼吸器疾患から生活習慣病まで幅広く対応

　開業から25年、肺がんをはじめとする呼吸器系疾患全般のほか、生活習慣病や一般内科系疾患の診療、上部消化管の内視鏡検査まで幅広く対応。必要な場合は訪問診療も行っている。ホームページはないが、患者は口コミで増えており、高血圧症や高脂血症、糖尿病、気管支喘息やCOPD（慢性閉塞性肺疾患）、慢性気管支炎、肺炎などで来院する。

　院長は勤務医時代、当初は消化器外科医、その後は呼吸器外科医として計18年あまり、食道がんや肺がんなど、さまざまな症例の診療や手術を数多く手がけ、臨床経験を積んできた。進行肺がんでは、当時の化学療法には限界があり、広範囲に切除する拡大手術を積極的に行ったが、大半は術後に再発した。この経験から、肺がんは早期発見が大変

重要だと実感。紹介されてくる患者を診るのではなく、町へ出て、治癒が期待できる症例を早期に発見し、紹介する側になろうと開業した。

精度の高い診断のため、当時の開業医としては珍しくCTを導入。以来、「切除可能な肺がんを発見すること」をポリシーとし、月に約1、2例ずつ、通算では400例以上もの切除可能な肺がんを発見してきた。

岩国市山手町

丁寧な問診と精度の高いCT画像診断で、的確な診療

迅速に的確な画像診断を行う院長の読影力は、これまでの豊富な経験に裏打ちされたもの。20年前、強い咳で受診した患者のCTを撮り、肝臓の裏側の肺にできた早期がんを見つけたこともある。手術を受けた患者は、今でも同院で定期的なフォローを受けている。「咳で悩んでおられたら、いつでも受診してほしい」と話す院長のもとには、岩国市や大竹市から、肺炎や長引く咳の患者が多数受診する。

診察では丁寧な問診を行う。例えば長引く治りにくい咳では、他の疾患と鑑別するため、発症時の様子や具体的な症状、その経過などについて、患者が答えやすいように問いかけて詳しい情報を引き出す。そして、まずはX線を撮り、必要に応じてCT検査を行う。CTのほうがわかりやすいが、患者の経済的負担にも配慮する。最終的には問診と画像を勘案して確定診断を行い、患者にはわかりやすい説明を心がけている。

岩国市医師会の会長を15年間務めている院長は、地域のこれからを考えて、若手と年輩の医師の交流を図ることなどにも腐心している。

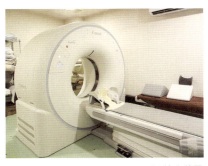

CT検査装置

健康寿命を延ばすために　高齢の方は口腔内を清潔に保ち、バランスのとれた食事を。姿勢に気をつけ、適度な運動を行い、引きこもらないで、ほがらかに、人とも適度に付き合いましょう。喫煙者はたばこをやめることも大切です。

岩国市麻里布町

循環器内科・内科

心疾患や生活習慣病の改善と予防を手厚くサポート

さくらぎ循環器・内科クリニック

得意分野
循環器疾患や生活習慣病など

櫻木 悟 院長

岩国市麻里布町7-2-18 岩国ミッドタウン メディカルセンター2F
0827-35-5011

- 診療時間：9:00〜12:30／14:00〜18:00
  ※初診受付は診療終了時間1時間前まで、再診受付は診療終了時間30分前まで
- 休診日：水・土曜午後、日曜、祝日 ※第2、第4水曜は全日休診
- 駐車場：24台
- スタッフ：医師1人、看護師5人
- 主な機器：心電図、X線、心臓超音波（心エコー）検査、ホルター心電図、自転車エルゴメーター（心臓リハビリ）など

地域医療へ貢献。一人ひとりの患者に真摯に向き合う

　心不全、心筋梗塞（しんきんこうそく）、不整脈といった心疾患や、高血圧、糖尿病、脂質異常症などの生活習慣病を中心に診療を行う同院。心疾患の高齢者はもとより、生活習慣病の中高年も多く通院している。

　櫻木院長は2009年に岩国医療センターに赴任し、循環器内科科長として、心疾患を中心に重症例の治療なども手がけたスペシャリストだ。また、国内外を問わず、多くの学会で診療や研究の成果を発表し、論文も数多く執筆。40代を過ごした岩国での医師生活を「循環器内科医師としての経験が実を結び、花開いた時期」と語る。

　愛着を感じた岩国で、「患者さん一人ひとりに、さらに向き合いたい」と地域医療への

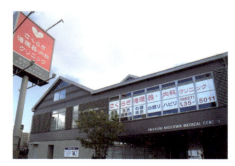

外観。交通の利便性が高い立地

さらなる貢献を目指して、2019年に開業した。交通の利便性が高く、以前は百貨店やカラオケ店だった市民に親しみのある場所に拠点を構えた。

「病気と適切に向き合うには、"診断"から"治療"へのスムーズな流れが重要です」と話す院長。まずは症状や異常を聞き、検査を行う。検査の結果、重大な病気がなければ、同院で治療を行うほか、重症化予防のため生活習慣の改善などを提案する。一方、重大な病気の可能性がある場合や、さらに高度な検査・入院が必要な場合には、岩国医療センターなどの基幹病院と連携し、適切に対応する。基幹病院での治療後は、再度同院にて治療の継続を行い、病気の再発を予防する。

増加する心不全の治療と再発予防に尽力

心不全は、すべての心疾患の終末的な病態のことで、症状としては、体を動かしているときの息切れのほか、血液が滞ることで足や顔がむくむ「浮腫」も目立つ。さらに、肺に水がたまると「肺うっ血」の状態となり、安静にしていても息が苦しくなる。

近年、高齢社会に伴い心不全患者が増加。「心不全パンデミック」といわれ、対策が急がれている。労作時の動悸や息切れで受診し、心不全と診断されるケースが多いという。同院では、心不全が疑われる患者に対し、胸部X線や心電図、心臓超音波（心エコー）などの検査を行うほか、血液検査で「NT-proBNP」を測定し、診断につなげている。

心不全と診断されると、まず薬物治療で心臓の負担を軽減し、症状を改善する。心不全に対する薬物治療は劇的に進歩しており、「ファンタスティックフォー」と呼ばれる4つの薬を、患者の状態に応じて使用する。また、心不全の患者は高血圧や糖尿病など、生活習慣病を併発している場合が多く、血圧や血糖値も薬でコントロールする必要がある。不整脈を起因とする場合は、状態に応じて、総合病院への紹介を検討する。

心不全は、全国規模の研究である「JCARECARD試験」で、治療が終わり退院した後も、約3割の患者が1年以内に心不全で再入院すると指摘されているほか、入院するたびに日常生活動作（ADL）が低下することもわかっている。「心不全の再発予防には、退院後の生活が大切です。入退院を繰り返すことは、精神的にも肉体的にも大きなスト

岩国市麻里布町　循環器内科・内科

レスになります」と、院長。再入院しないためには、「生活習慣を改善する」ことと、「生活環境を整える」ことが必要だ。同院では、診察のたびに毎回、オリジナルのチェックリストを使って注意事項の状況などを確認し、患者の意識を高めるなど、再発や心不全のステージの進行を防止し、安心して生活できるようサポートしている。

心臓リハビリで再発・進行を防ぎ、ADLを維持・向上

　同院で積極的に取り組んでいる治療の1つに、「心臓リハビリテーション」がある。心筋梗塞や心不全などを起こした患者の中で、回復期や維持期にある希望者に向けたプログラムだ。運動療法や生活指導を軸として、低下した体力を安全性の高い方法で回復させ、自信を取り戻してもらい、日常生活を送れるようにする。週に一度、患者の体力に応じて自転車エルゴメーターを使った有酸素運動を行い、社会復帰や生活の自立、体力の増進を支援。熟練のスタッフが運動療法をはじめ、生活指導やカウンセリングなどを担当し、サポートしている。

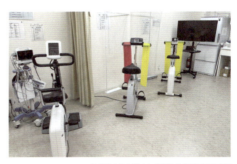
心臓リハビリと運動負荷心電図室

　同院の診察室の壁には、心不全や糖尿病の病状、日常の健康チェックなどのわかりやすい資料が貼ってある。また、著名な影絵作家である藤城清治氏の絵画なども飾ってあり、患者が落ち着いて話ができるよう、工夫されている。院長は「医療を通して岩国を元気にする」という使命感を胸に、日々の診療にあたっている。

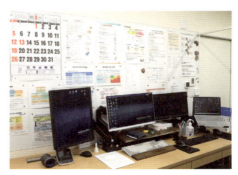
さまざまな説明資料が貼られた診察室

岩国市麻里布町

院長
櫻木 悟
（さくらぎ・さとる）

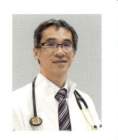

PROFILE

●経歴・資格
1967年広島県府中市出身。1992年岡山大学医学部卒業。同年心臓病センター榊原病院、1998年国立循環器病センター心臓内科、2005年岡山大学病院循環器内科助手、2007年オーストラリアキャンベラホスピタルなどを経て、2009年岩国医療センター循環器内科医長。2015年同院循環器センター長、内科統括部長を歴任した後、2019年さくらぎ循環器・内科クリニックを開業。日本内科学会認定総合内科専門医、日本循環器学会認定循環器専門医。

●趣味
スポーツ観戦、アクアリウム、家庭菜園

●モットー
エンジョイマイライフ
エンジョイユアライフ

●院長の横顔
　病状や治療方法を、患者にできるだけわかりやすく説明することを心がけている院長。「医療者側の考えを押し付けるのではなく、患者さんの意見や考えを尊重したいと考えています」と話す。モットーについては、「私自身をはじめ、患者さんやスタッフのみなさんも楽しめる環境が大切だと思っていて、目標でもあります」と、微笑む。
　動脈硬化の研究のために留学したオーストラリア時代から、家庭菜園に親しむ。栽培したトマトやキュウリ、ナスなどは家族で食べるほか、クリニックでのお裾分けにも。
　スポーツ観戦も趣味の1つで、中学校から大学時代までバレーボール部に所属。チームの攻撃を組み立てる要として、高い技術と洞察力が必要とされるポジション、セッターの名手だったという一面も。

●院長からのメッセージ／健康寿命を延ばすために

　労作時の息切れや浮腫などが気になったり、健康診断で指摘を受けたりした方は、早めに受診しましょう。若い方でも、高血圧や肥満といった生活習慣病をお持ちの方が多くなっています。生活習慣病は心不全のリスクといわれていて、現在は症状がなくても、放置すれば、将来、心不全で苦しめられることになります。早めの治療開始をお勧めします。

岩国市麻里布町

外科・内科（消化器／肝臓）・心臓血管外科・循環器内科 など

消化器や乳腺の疾患から、心臓血管病、在宅診療まで

そだクリニック

得意分野
肝・膵臓、心臓血管外科、上下部内視鏡、生活習慣病、透析など

祖田 由起子 院長　大谷 悟 副院長

🏠 岩国市麻里布町3-15-7
（中通りアーケード内）

☎ 0827-21-0100
（透析：0827-21-0080）

- 🕐 診療時間：9:00～12:00（土曜は13:00まで）／13:30～17:00
  ※火曜午後：祖田院長は訪問診療のため、15:30～17:30
  ※木曜：大谷副院長は岩国医療センターで手術のため休診
- 休診日：木・土曜午後、日曜、祝日
- 🚗 駐車場：15台（発熱外来用7台、透析用8台）のほか、岩国まちなかパーキング加盟駐車場と提携
- 👥 スタッフ：医師2人、看護師17人、臨床工学技士5人
- 🔧 主な機器：マルチスライスCT、上下部内視鏡（上部は直径5.2mmの細径経鼻内視鏡）、高周波血管内焼灼装置（レーザー、高周波）、マンモグラフィーなど

商店街にある2診体制のクリニック

　肝臓や腎臓が専門の祖田院長と、心臓血管専門の大谷副院長による外科医2診体制だ。院長は肝臓と腎臓を中心に一般外科、消化器、生活習慣病、乳腺、透析などの診療にあたる。消化器の内視鏡検査については、山陽地区でいち早く経鼻内視鏡を導入し、広めてきた。一方、心臓血管外科医として3,000例を超す心臓・大血管手術の経験を持つ副院長は、弁膜症の治療相談のほか、岩国初となる下肢静脈瘤の日帰り手術などを担う。

　同院は、院長が2013年に岩国市山手町で開業。2020年に副院長が加わり、その後、高齢者の通院の利便性などを

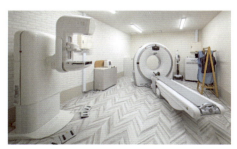

マンモグラフィー（左）と、詳細な検査が可能なマルチスライスCT（右）

考慮して、2022年、岩国駅前の「中通り商店街」に移転した。移転を機に、より精密に検査できるマルチスライスCTを導入。腫瘍などがわかりやすく、病変付近の血管状態も把握できる造影CT検査にも取り組む。

岩国市麻里布町

患者に寄り添い、体への負担を減らす診療

院長は慢性腎臓病や肝臓病のほか、胃や十二指腸、大腸などの内視鏡検査も多く手がける。上部消化管内視鏡、いわゆる胃カメラは直径5.2㎜の細径の経鼻内視鏡を使用し、鼻だけの麻酔薬で患者と会話しながら検査する。睡眠薬や、消化管の動きを抑える鎮痙剤の注射などは一切使用しないため、患者の体への負担が軽く、終わればすぐに食事をとることができる。

透析は通常の透析ルームのほか、風の流れを計算したセパレートルームと専用エレベーターも設置し、発熱時も安心して治療を受けることができる。透析患者が生じやすい血管トラブルをいち早く捉えて対応するため、血流評価や体重管理を実施する。

透析が必要になる人の多くが糖尿病性腎症であるため、糖尿病の患者も多い。網膜症や腎症、神経障害などの合併症のほか、心筋梗塞や狭心症、心不全、脳卒中といった心血管疾患の予防にも注意が必要なため、早期発見できるよう必要な検査機器を揃え、患者がさまざまな科を受診せずに済む体制を構築している。さらに、必要な検査を年に一度は忘れずに受けられるよう、患者ごとに年間計画表を作成。検査時にスタッフが表に書き込み、未検査を確認しながら助言する。

そのほか、在宅診療にも対応している。勤務医時代に執刀した患者が高齢で寝たきりとなり、信頼する院長を頼るケースが多く、「手術からほぼ一生のお付き合いになっている患者さんも多くて、恩返ししています」と語る眼差しは慈愛に満ちる。

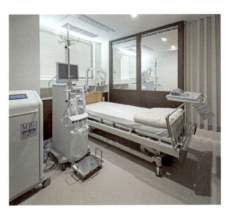

透析セパレート室。発熱時でも透析を受けられる

99

岩国市麻里布町　外科・内科（消化器／肝臓）・心臓血管外科・循環器内科 など

岩国地域初の下肢静脈瘤の日帰り手術

　副院長は、脚の血管が異常に浮いたり、ボコボコとコブ状にふくらんだりしてしまう下肢静脈瘤の診療を中心に手がける。静脈瘤にはタイプがあり、超音波検査で診断して治療法を選択する。弾性ストッキングを用いた保存的加療をはじめ、カテーテルで異常な血管を焼灼する方法や、硬化剤で異常な血管を固める方法などがある。

　同院では、日帰り手術での治療が可能だ。異常血管の焼灼手術についてはレーザーと高周波の機器があり、血管の特徴や病変によって、より良い術式を選択する。副院長は「最小限の治療で、最大限の効果が得られる治療法を選択します」と胸を張る。

　手術は局所麻酔下で実施され、かかる時間は5〜30分程度。多くが1時間以内に帰宅することができる。手術後は翌日、1週間後、1か月後、2か月後などに経過観察で来院するほか、合併症予防のため、約1か月程度は弾性ストッキングを履く必要がある。脚がむくむ、腫れるといった症状は、内科的な病気が隠れていたり、塩分の過剰摂取、栄養失調、タンパク質不足など、さまざまな原因があるという。全身を診る心臓血管外科が専門の副院長は、「脚だけでなく全身疾患を診て、原因をきっちり探ります」と力を込める。

　同院には、高齢者を中心に増加する心不全のコントロールのほか、心臓弁膜症手術のタイミングの見極め、高血圧や不整脈といった病状の患者も多く来院。副院長は「症状の原因と必要な治療はもとより、治療しない場合のリスクなども含めて、きちんと結論がわかるようにしっかり説明します」と話す。

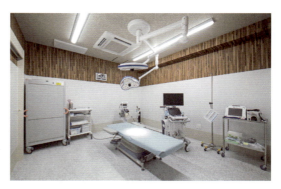

高周波血管内焼灼装置を備えた手術室

岩国市麻里布町

院長 祖田 由起子 (そだ・ゆきこ)

PROFILE

●経歴・資格
1965年生まれ、茨城県出身。1993年島根医科大学（現 島根大学医学部）卒業、同第二外科（現 消化器総合外科）肝疾患グループ入局。1998年同大学院博士課程取得後、助手（現 助教）。2001年岩国中央病院外科部長、2002年同院副院長を経て、2013年そだクリニック開院。日本外科学会認定外科専門医。山口県緩和ケア研究会世話人、中国腎不全研究会理事。

●趣味
茶道裏千家、弓道、朝晩の愛犬の散歩

●院長の横顔
　国内初の生体肝移植を1989年に実施した、旧島根医科大学の第二（肝臓）外科出身。チーフも務めた同科では「外科医として切らせてもらったからには、その患者さんの将来にまで責任を持ちなさい、という教えで育てられました」と話す。岩国に来て24年が過ぎ、すでに20年を超す付き合いの患者もいるという。患者たちのさまざまなサポートがあって開業に至ったという思いから、「恩返しの意味でも、皆さんにきちんとした医療をお届けしたい」と、地域に根ざした診療を実践する。

●院長からのメッセージ／健康寿命を延ばすために
　なるべく新鮮な食材を美味しく食べていただくと同時に、食べ過ぎないようにするという両立が大事です。食事も運動も「過ぎたるは、なお及ばざるが如し」というように、やり過ぎはよくありません。腎機能が落ちている方が運動し過ぎると、腎不全を引き起こすこともあるので、何事もほどほどが大切です。

副院長 大谷 悟 (おおたに・さとる)

PROFILE

●経歴・資格
1973年鳥取県生まれ、岡山県出身。1998年島根医科大学（現 島根大学医学部）卒業後、岡山大学医学部第一外科入局。2011年岩国医療センター心臓血管外科医長、2015年同院副循環器センター長兼任、2016年岡山大学医学部臨床教授兼任、2020年岩国医療センター診療部長を経て、同年7月から現職。心臓血管外科専門医認定機構認定心臓血管外科専門医、日本循環器学会認定循環器専門医、日本外科学会認定外科専門医・指導医。医学博士。

●趣味　ドライブ、釣り

●副院長の横顔
　心臓血管外科を選んだのは「自分の腕次第で患者さんの予後を変えてあげられるから」と話す。岩国医療センター診療部長という立場からの転身に驚くが、「原点に立ち返って、困っている患者さんをそばで助ける医者でいたい」との思いから。加えて「手術した多くの患者さんが年齢を重ね、膝や腰が痛いという方も増えてきました。そういう方たちを最後まで診たい、という気持ちも強いですね」と語る。

●副院長からのメッセージ／健康寿命を延ばすために
　1日の塩分摂取量が6ｇ未満になるよう、しっかり減塩しましょう。そして、大きな病気にならないために、小さな薬の力を借りてでも、適切な血圧にしておくことが大切。血圧を測る習慣を身に着け、「（血圧が）低いときがあるからいいや」ではなく、常に正常値になるよう心がけるとともに、しっかり定期検診を受けましょう。

岩国市今津町 / **内科・小児科・婦人科**

家族で同時受診。些細なことから専門的治療まで相談できる

友田ファミリークリニック

得意分野
発熱、感染症、アレルギー疾患、全年齢のプライマリ・ケア

友田 真司 理事長

🏠 岩国市今津町1-11-28
☎ 0827-21-0913

- 診療時間：内科　9:00〜12:30／15:00〜18:00
  婦人科10:00〜12:00／14:00〜18:00（※要予約）
  ※婦人科の火曜は15:00〜18:00のみ、
  　受付は終了時間30分前まで
- 休診日：木・土曜午後、日曜、祝日
  ※内科の水曜は偶数週の午前のみ診療
- 駐車場：8台
- スタッフ：医師2人、看護師5人、事務5人
- 主な機器：X線検査、骨密度測定器、エコー、心電図、生化学検査装置、HbA1c測定装置、自動血球計数CRP測定装置、胃内視鏡、アレルギー検査、甲状腺検査、感染症PCR検査、呼吸機能検査、睡眠時無呼吸検査、ホルター心電図

友田 真司（ともた・しんじ）　1986年広島市生まれ。京都府立医科大学医学科卒業。耳原総合病院、広島市民病院麻酔・集中治療科、広島大学病院・安佐市民病院・吉島病院・呉共済病院の各総合診療科、あえば会はしもと内科勤務を経て、2023年5月友田ファミリークリニック理事長に着任。

日常の些細な不調に対応。家族が一緒に受診できる

　母親と子ども、高齢者とその家族などが一緒に診察を受けられる。内科と小児科、婦人科（予約制）があり、患者は岩国市全域や大竹市の幅広い年齢層に及ぶ。約30年前に友田理事長の父が外科として開院した同院。その後、母・真知子院長が内科、婦人科の診療を行ってきた。理事長が着任後は小児科も加わり、WEB予約も開始。

　理事長は総合病院の総合診療科での豊富な経験を生かし、「まず最初に頼れるクリニック」を目指す。かかりつけ医として、体調不良・体の

痛みなどのあらゆる悩みや日常の些細な不調に耳を傾け、ケースごとに専門的治療へとつなぐ。患者に対しては「治療を押し付けず、各家庭や生活状態にあった診療を心がけています」と話す。

岩国市今津町

ほとんどのワクチンを常備。0歳のあたまの形外来も

内科では風邪や花粉症、ケガ、ニキビなどのよくある疾患から、検診や人間ドックでの注意項目、糖尿病や高血圧、認知症などの診療を行っている。成人患者で多い症状は発熱や体の痛み、高血圧等。小児科では、発熱や感染症、おねしょの相談、予防接種などが多い。

同院は、成人・小児のあらゆる予防接種に対応。小児の定期・任意予防接種では、各種ワクチンの常時在庫があり、WEB予約可能*で、スピーディーな対応。成人も髄膜炎ワクチン以外は常備。また海外渡航者への渡航ワクチン（要取り寄せ）にも対応し、英文診断書の発行も行っている。

検査機器も充実。「緊急の症状にもできるだけ対応したい」との思いのもと、一般的な血液検査項目が出る生化学検査装置などがあり、検査当日に結果が確認できる。アレルギー・甲状腺・呼吸機能検査などにも対応。同市の小林クリニックなど肺専門医や、消化器・大腸がん専門医とのスムーズな連携もあり、検査で判明した病気の治療にも道筋を示す。

また、近隣では対応している医療機関の少ない「赤ちゃんのあたまの形外来（生後7か月以内・自由診療）」も行う。これは、子宮内や出産時の圧迫・出生後の向きぐせなど、外部からの圧迫が主な原因である位置的頭蓋変形に、ヘルメットを装着して行う専門的治療。遠距離の通院がいらないと好評だ。

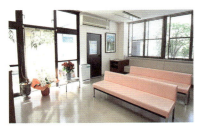

明るく広々とした1階待合室

＊定期接種は山口県内・広島県大竹市在住者対象。それ以外の地域は保健センターでの手続きが必要

健康寿命を延ばすために
健康を保つには、病気にかからないのが一番です。ぜひ予防接種を受けましょう。当院では、子どもから大人まで接種に対応しています。必要な予防接種がわからない場合は、ご相談ください。

岩国市通津 内科・胃腸科

地域に根ざし、健診結果を生かして早期診断・早期治療へ

西岡医院

得意分野
消化器内科、生活習慣病、高齢者医療など

西岡 義幸 院長

岩国市通津3715-2
0827-38-2220

- 診療時間：9:00〜12:00/14:00〜18:00
- 休 診 日：木・土曜午後、日曜、祝日
- 駐 車 場：5台
- スタッフ：医師1人、看護師3人
- 主な機器：超音波検査機器、胸部X線、上部消化管内視鏡検査（経鼻胃カメラ）

西岡 義幸（にしおか・よしゆき） 1959年生まれ、山口県岩国市出身。1987年福岡大学医学部医学科を卒業後、同大学病院をはじめ、今津赤十字病院（福岡市）や国立岩国病院（現 国立病院機構岩国医療センター）を経て、1991年に西岡医院を開院。日本医師会認定産業医。

適切な服薬と生活習慣の改善を丁寧に指導

　高血圧や高脂血症、糖尿病といった生活習慣病のほか、認知症や脳卒中の生活期などの患者が多く訪れる。特に、近年目立つのが糖尿病の増加だという。高血圧は薬である程度コントロールできるが、糖尿病は服薬だけでなく、食事や運動など生活習慣を変えることが大切。「薬で血糖値とヘモグロビン値を管理しつつ、体重を減らしましょう」と、西岡院長は話す。

　脂肪は治療薬のインスリンの効果を減弱する抵抗性があるため、注射しても効果が出ないのだという。院長自身が健康のために始めた散歩で体重が約10kg減った話なども織り交ぜつつ、「食品を購入するときには、カロリーや糖質、塩分の表示などを必ず確認すること」と、注意喚起。適切な服薬と生活習慣を指導する。

　糖尿病は発症から数年間の初期対応が重要で、血管や神経の障害、

糖尿病腎症などの合併症を起こさないようコントロールすることが必要だが、自覚症状がないまま進行することが多いため、定期的な健康診断を促す。

地域包括ケアシステムの浸透にも尽力

　日本医師会認定産業医である院長は、健診後の重要性を指摘する。「結果を受け取って終わりという方が多く、健診結果を活用できていない」と嘆き、「指摘を受けた点があれば、かかりつけ医を訪ねて相談してほしい」と、力を込める。委託を受ける企業や団体の健診結果には、基準から外れている部分に付箋をつけてコメントを記す。企業規模によっては数百人単位に上る重労働だが、「重症化を防ぐには早期発見、早期治療が肝要」と穏やかに話す。

　院長は、岩国市地域包括ケア協議会の会長を2017年から6年にわたって務め、医療関係者向けに、介護保険や施設、在宅医療などの情報を提供する相談窓口を設置するなど尽力。また、特別養護老人ホームや宅老所といった介護施設の嘱託医を務めている。さらに、命に関わる大きな病気やケガをしたとき、どんな最期や医療ケアを望むかを、家族や主治医らと前もって話し合っておく「人生会議（ACP）」の取り組みについても、自治会や老人会に出向いて解説するなど、地域に根ざした活動に労を惜しまない。そのほか、ED（勃起不全）やAGA（男性型脱毛症）の自由診療にも対応。

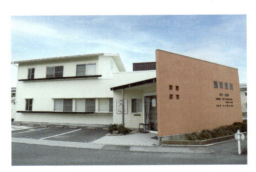

外観。JR通津駅から北へ約270mの立地

> **健康寿命を延ばすために**
> 生活習慣病は、食事や運動、休養、喫煙、飲酒など、生活習慣と深い関わりがあることから、その名称がついています。特別なダイエット法など、短期間で終わるものはリバウンドを招くだけなので、5年、10年と継続できるような方法で健康に取り組みましょう。

岩国市尾津町　内科・循環器科・呼吸器科・アレルギー科

患者一人ひとりに向き合い、地域に貢献

ふじもと内科クリニック

得意分野　循環器疾患、呼吸器疾患

藤本 啓志 院長　**藤本 和志** 副院長

🏠 岩国市尾津町2-22-10
☎ 0827-31-3377

- 診療時間：9:00～12:00／14:00～18:00
  （受付は30分前終了）
- 休 診 日：木・土曜午後、日曜、祝日
- 駐 車 場：35台
- スタッフ：医師3人、看護師8人、臨床検査技師3人、栄養士1人、事務長1人、事務11人
- 主な機器：CT、骨塩定量検査装置、PCR検査装置、心電図検査装置、スパイロメトリー、超音波検査装置、運動負荷装置（エルゴメーター、トレッドミル）、CPX、脈波、呼気NO、血液ガス分析、ポータブルXP、PSG

循環器と呼吸器、3人の専門医が診療

　同院は、循環器内科医である藤本啓志院長と、院長の末弟で呼吸器の専門医である藤本和志副院長、院長の父で循環器専門医の藤本俊文前理事長の3人が診療を行う。同院の広い敷地内には、副院長が運営する介護事業所と、院長の次弟が運営する眼科クリニックもある。

　院長は東京で日本医科大学第一内科に勤務していたが、故郷岩国の地域医療には若手医師がもっと必要だと感じ、戻ることを決意。前理事長が

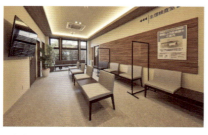

患者同士の距離を保てる、広々とした待合室

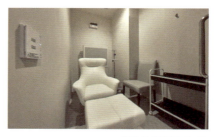

発熱外来専用ブース

岩国市内の別の場所で運営していたクリニックを承継し、志を同じくする弟たちと合流して、2022年に現在地に移転開業した。コロナ禍だったが、循環器や呼吸器疾患の患者こそ重症化リスクがあり、早期の診断・治療介入が必要だという思いから、地域でも真っ先にコロナ診療に対応。発熱外来設置のため隔離室や検査室を設け、設計段階から動線を分けるなどした。リスクの高い患者を診ていることから、感染予防対策は入念な体制をとる。各部屋や廊下、天井等、共有部分にも抗ウイルスや除菌作用のある紫外線装置を設けるなど徹底している。

同院では外来を中心としながら、救急も受け入れている。また、機能強化型在宅療養支援診療所として、往診する患者数は月に100人を超える。「かかりつけ医として患者に寄り添い、最期まで診ることを目指しています」と院長。外来で診察を受けていた患者が高齢で通えなくなり、依頼を受けて往診へと切り替えるうちに人数が増えたという。信頼に応え、患者が安心して地域で暮らせるよう努めている。

地域で一番良い医療が受けられるように

同院では手術や入院を要する疾患と診断した場合は、岩国医療センターや岩国市医師会病院などの大病院へ紹介する。地域包括ケア病棟等から退院して在宅での療養を望む患者には、かかりつけ医として少しでも家に帰ることができるよう支えていく。

院長は循環器と超音波の専門医。大学病院時代も超音波検査の的確な評価で、次の治療につなげていた。「診断を通して適切な紹介先につなげていくことで、患者さんがより良い治療を受けられるようにしたい」と語る。

そのためには、常に最新の治療法や検査法などを幅広く学ぶ必要がある。例えば最近では、心臓に細い管で人工弁を取り付ける「経カテーテル大動脈弁置換術（TAVI）」という治療法がある。だが、これらの新しい技術について深く知らなければ、その適応の有無もわからず、患者にとって可能な選択肢を見逃してしまう。最良の治療法を提案できるよう、常に知識のブラッシュアップを怠らない。

呼吸器では副院長が喘息や間質性肺炎など、専門的な治療を行う。また、副院長は岩国市で唯一のアレルギー専門医。喘息や花粉症、皮膚炎など、アレルギー疾患について、患者からの信頼が厚い。

岩国市尾津町

内科・循環器科・呼吸器科・アレルギー科

充実した検査機器で、的確な診断と丁寧な説明を

院長は大学病院時代に第一内科に勤務し、循環器のみならず糖尿病や肝臓疾患など、多様な疾患の治療にあたった。現在、同院では生活習慣病などを抱えた患者が多いが、これらの疾患の治療に、大学病院時代の幅広い経験が生きているという。

的確な診断のため、検査機器は充実させている。肺機能を検査するスパイロメトリー、大病院でも導入の少ない心肺運動負荷試験（CPX）も導入。これは、心電図や呼気ガスを測定しながら、トレッドミルやエルゴメーターなどの運動器具で体を動かし、心疾患を持つ人などにとって最適な運動量を確認する検査だ。睡眠時無呼吸症候群では「終夜睡眠ポリグラフ検査（フルPSG）」という、入院せずに外来で精密な検査が可能な設備もある。「こうしたさまざまな検査・診断を通じて、患者さん自身がしっかりと理解し、納得して治療法を選ぶことができるよう、検査の理由と結果を丁寧に説明するよう心がけています」

また同院の特色の一つが、糖尿病や高脂血症などの生活習慣病の境界域の患者を中心とした「運動処方」だ。正確な検査をもとに適切な運動量を処方し、健康状態の改善と意識付けを行う。院長と前理事長は日本医師会認定の健康スポーツ医であり、同院は厚生労働省が指定する指定運動療法施設と連携している。

治療には、多職種連携で取り組んでいる。クリニックには珍しく管理栄養士が常勤し、栄養指導を行う。また看護師の中には糖尿病療養指導士が在籍。呼吸ケア指導士もおり、呼吸障害のある患者のリハビリを支援する。医師の治療に加えて、こうした専門的知識を持つスタッフが、患者への細やかな指導を担っている。

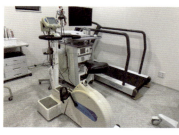
心肺運動負荷試験（CPX）

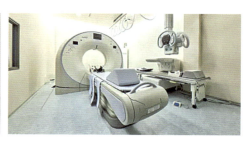
CT撮影室

岩国市尾津町

院長
藤本 啓志（ふじもと・ひろゆき）

PROFILE

●経歴・資格

岩国育ち。2002年聖マリアンナ医科大学卒業後、日本医科大学第一内科入局。2010年同大学大学院器官機能病態内科学部門卒業。医学博士取得。2012年藤本循環器科・内科着任、副院長および医療法人社団三志会理事に就任。2022年現所在地にふじもと内科クリニック移転開業、院長に就任。2024年三志会理事長就任。日本循環器学会認定循環器専門医、日本超音波医学会認定超音波専門医、日本医師会認定産業医・健康スポーツ医、認知症サポート医。

●モットー
人がいて自分がある。
その人のために、出来ることを。

●院長の横顔

モットーに掲げているように、「人がいて自分がある。その人のために出来ることを」と語る院長。このモットーは、父である前理事長から受け継いだものだ。その父の背中を見て育ったことで、医師を目指すようになったという。東京から岩国に戻るにあたり、地元の医療環境には大病院と地域医療をつなぐ若い医師が必要だと感じたことが、最終的に背中を押した。

患者に接するときは「もし自分が患者だったらどうだろう」と常に考えるという。収益ありきではなく、患者の立場に立って治療を行う。例えば、必要な薬なら「なぜこの薬が患者さんにとって必要なのか」を、理解してもらえるまで丁寧に説明する。

●院長からのメッセージ／健康寿命を延ばすために

長く健康でいるために、健康診断は大事です。健診で数字が悪かったり注意を受けたりしても、「自覚症状がないから」「忙しいから」と、生活習慣病を放置している方が多いですが、そうすると後々、ご自身に降りかかってきます。病状によりますが、当院では、薬を飲まず定期的な採血や栄養指導、そして運動処方を用いた運動療法と併せた治療を選択できます。もちろん薬物治療と併用されている患者様もいます。山口県はがん検診が、全国で最下位なんです。ぜひ何もないときから、がん検診や健診を受けて、ご自身の身体に興味を持ってくださいね。

副院長
藤本 和志（ふじもと・かずゆき）

PROFILE

●経歴・資格

2011年東邦大学医学部医学科卒業。2011年国立病院機構東京医療センター初期研修医。2013年同院呼吸器科後期研修医、チーフレジデント。2014年同院呼吸サポートチーム運営医師、早期離床チーム参画。2018年岩国メディカルサポート代表取締役就任。2019年国立病院機構岩国医療センター呼吸器内科非常勤医師。2021年Good baton Inc.（保育システム開発会社）Director、グロービス経営大学院経営研究科卒業（MBA取得）。日本内科学会認定総合内科専門医、日本呼吸器学会認定呼吸器専門医、日本アレルギー学会認定アレルギー専門医、日本医師会認定産業医、認知症サポート医。

109

岩国市玖珂町　精神科・心療内科・内科・放射線科

社会復帰を目指し、オーダーメイドの治療で患者を全力サポート

リフレまえだ病院

得意分野　社会復帰に導く精神科・心療内科

前田 功二　理事長・院長

🏠 岩国市玖珂町1887
☎ 0827-82-3521

- 🕐 診療時間：9:00～12:00／14:00～17:00
  ※完全予約制、初診は電話問合せ
- 休診日：日曜、祝日
- 駐車場：60台
- スタッフ：病院110人、社会復帰施設50人
- 実績：外来患者数1日平均183人、病床数108床

前田 功二（まえだ・こうじ）　1990年金沢医科大学医学部卒業。広島大学附属病院入局、同院関連施設を経て、1993年より玖陽病院副院長、1999年リフレまえだ病院への名称変更・リニューアルに伴い院長就任。精神保健指定医、日本精神神経学会認定精神科専門医。

広大な敷地内に多様な施設。ワンチームで患者を支える

　緑に囲まれた広大な敷地に、病院をはじめ精神科デイケア・デイナイトケア、精神障害者支援センター、自立訓練・宿泊型自立訓練施設、グループホーム、小規模多機能型居宅介護施設などを完備。精神科、心療内科、内科、放射線科があり、患者は山口県内のほか広島県・島根県からも来院し、成人の全世代にわたる。前身は1975年に前田院長の父が開院した玖陽病院。1999年にリフレまえだ病院に名称を変え、リニューアルした。

　診療の核となる精神疾患では、うつ病や発達障害、統合失調症などの来院が多い。「精神疾患、身体疾患を持つ患者様の味方となり人権を尊重し、医療の質の向上と社会復帰促進に全力を尽くします」という同院の理念が記載されたカードは、スタッフ全員が携帯。患者に合わせたオーダーメイドの治療をワンチームで行っている。「チーム医療には医師や看護師、薬剤師、作業療法士、精神保健福祉士などの連携が

欠かせません。皆同格との認識を持ってもらっています」と院長。社会復帰を目指すため、作業療法、精神科デイケア・デイナイトケア、訪問看護などを組み合わせて患者をサポートしている。

配慮の行き届いた環境で、多彩な社会復帰訓練

　精神科デイケア・デイナイトケアは、外来治療の一環として行われるプログラム。スポーツやレクリエーション、創作など、さまざまな活動を通して毎日を楽しく過ごせるよう工夫しながら、生活のリズムを整え、仲間をつくり、社会復帰を目指していく。

　入院治療では、自宅のように過ごしてもらえるよう配慮している。病室には温かみのある木製家具を置き、食事のメニューも充実。展望浴室や屋上運動場なども完備。退院後も「快適な住環境で過ごしてもらいたい」と、障害者向け住居を敷地内外に多数用意している。

　敷地内にある「リフレの家」は、自立訓練（生活訓練）事業所。日常生活を取り戻すための自立訓練（日中・宿泊型あり）を専門スタッフとともに行う。また、JR岩徳線の欽明路駅近くにあるプレジール・リフレ（就労継続支援B型事業所）では、一般企業などで働くことが難しい人に対して、就労の機会や生産活動の場を提供。支援を受けながら、ステップアップを目指せる。

　同院では、ヘリカルCTや心臓超音波など高度な検査機器を揃え、体調不良に対応。内科医・放射線技師が診療・検査を行い、高次医療施設とも連携している。内科は地域の利用者も多く、待合ロビーも同じスペース。自然に共存しながらの社会復帰を意識する形になっている。

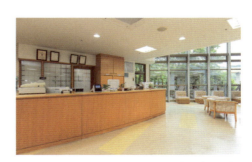

ゆったりとした空間が広がるロビー

岩国市玖珂町

健康寿命を延ばすために

健康寿命には、「脳」が重要な役割を果たします。脳は身体の司令塔ですから、ストレスによる脳機能低下は身体機能の低下につながります。心身のリフレッシュを心がけましょう。

■装幀／スタジオ ギブ
■本文DTP／西岡真奈美
■図版／岡本善弘（アルフォンス）
■本文イラスト／久保咲央里（デザインオフィス仔ざる貯金）
■帯のイラスト／おうみかずひろ
■取材・執筆／藤井由美　入江太日利　桂寿美江　野村恵利子　やまもとのりこ
■販売促進／西本 恵
■編集／本永鈴枝　末廣有美

＊本書の編集にあたり、病院や診療所の医師および関係者の皆さまから多大なる
　ご協力をいただきました。お礼を申し上げます。
＊今後も「かかりつけ医シリーズ」を引き続き発行していく予定ですので、ご意見、
　ご要望がありましたら、編集部あてにハガキおよび南々社ホームページにお寄せ
　ください。

迷ったときの かかりつけ医＆病院

──かかりつけ医シリーズ ⑫広島・山口 西区・佐伯区・廿日市・大竹・岩国

2025 年 3 月 10 日　初版　第 1 刷

編　著／医療評価ガイド編集部
発行者／西元俊典
発行所／有限会社 南々社
　　　　　〒 732-0048 広島市東区山根町 27-2
　　　　　TEL.082-261-8243　FAX.082-261-8647

印刷製本所／株式会社 シナノ パブリッシング プレス
＊定価はカバーに表示してあります。

落丁・乱丁本は送料小社負担でお取り替えいたします。
小社あてにお送りください。
本書の無断複写・複製・転載を禁じます。

©Nannansha,2025 Printed in Japan
ISBN978-4-86489-178-3